骨关节炎

基础与临床

陈剑平 编著

中国人口与健康出版社
China Population and Health Publishing House
全国百佳图书出版单位

图书在版编目（CIP）数据

骨关节炎：基础与临床 / 陈剑平编著. —— 北京：中国人口与健康出版社，2025.6. —— ISBN 978-7-5101-9755-0

Ⅰ.R684.3

中国国家版本馆 CIP 数据核字第 20258M76P0 号

骨关节炎：基础与临床
GUGUANJIEYAN：JICHU YU LINCHUANG

陈剑平　编著

责 任 编 辑	刘继娟
责 任 设 计	侯　铮
责 任 印 制	任伟英
出 版 发 行	中国人口与健康出版社
印　　　刷	北京旺都印务有限公司
开　　　本	880 毫米 ×1230 毫米 1/32
印　　　张	6.5
字　　　数	120 千字
版　　　次	2025 年 6 月第 1 版
印　　　次	2025 年 6 月第 1 次印刷
书　　　号	ISBN 978-7-5101-9755-0
定　　　价	48.00 元

微 信 ID	中国人口与健康出版社
图 书 订 购	中国人口与健康出版社天猫旗舰店
新 浪 微 博	@ 中国人口与健康出版社
电 子 信 箱	rkcbs@126.com
总编室电话	（010）83519392　　发行部电话　（010）83557247
办公室电话	（010）83519400　　网销部电话　（010）83530809
传　　　真	（010）83519400
地　　　址	北京市海淀区交大东路甲 36 号
邮　　　编	100044

版权所有·侵权必究

如有印装问题，请与本社发行部联系调换（电话：15811070262）

前言

骨关节炎，作为一种在全球范围内广泛肆虐的关节疾病，正以惊人的态势影响着数以亿计人的生活。其高发病率堪比一场无声的流行病，悄然侵蚀着人们的健康。权威数据显示，2024年全球骨关节炎患者人数已突破3亿人大关，而在我国，40岁以上人群中原发性骨关节炎的总体患病率更是高达46.3%。这一疾病不仅给患者身体带来了难以忍受的疼痛、关节功能障碍，严重降低了其生活质量，还使患者在心理上承受着巨大压力，产生焦虑、抑郁等不良情绪。

从社会层面来看，骨关节炎所带来的医疗负担极为沉重。大量患者需要长期的医疗干预，包括药物治疗、物理治疗、手术治疗以及康复护理等，这无疑占用了大量的医疗资源，给社会医疗保障体系带来了严峻挑战。在人口老龄化进程不断加速以及肥胖患病率持续上升的大背景下，骨关节炎的患病率呈现逐年攀升的趋势，对其深入研究和有效防治已刻不容缓。

为此，我们特编写了本书。我们致力整合基础研究领域的前沿成果与临床实践中的丰富经验，为医学生开启探索骨关节炎奥秘的大门，帮助他们构建起系统全面的知识体系；为临床医生提供极具实用价值的诊疗参考，助力其在日常诊疗中精准判断、合理施治；为科研人员指引深入研究的方向，激发其新的研究思路与灵感。同时，也为深受骨关节炎困扰的患者及其家属提供通俗易懂的疾病科普知识，增强他们自我管理疾病的能力。希望本书能成为骨关节炎领域的一本重要参考书籍，为推动骨关节炎的防治事业贡献一份力量。

由于编者经验不足，水平有限，若书中有不妥之处，望广大读者批评指正。

陈剑平

2025 年 4 月

目录

第一章 骨关节炎概论　　　　　　　　　／001
　　一　定义与分类　　　　　　　　　　002
　　二　流行病学特征　　　　　　　　　005

第二章 基础解剖与生理　　　　　　　／009
　　一　关节解剖结构　　　　　　　　　010
　　二　关节生理功能与代谢　　　　　　015

第三章 发病机制　　　　　　　　　　／021
　　一　炎性因素　　　　　　　　　　　022
　　二　异常机械应力的损伤机制　　　　033
　　三　微小核糖核酸的调控机制　　　　038
　　四　代谢紊乱　　　　　　　　　　　043
　　五　遗传因素　　　　　　　　　　　048

第四章　临床表现　　　／ 051

一　症状　　052
二　体征　　058

第五章　辅助检查　　　／ 067

一　影像学检查　　068
二　实验室检查　　075
三　特殊检查　　080

第六章　诊断与鉴别诊断　　　／ 087

一　诊断标准　　088
二　鉴别诊断　　095

第七章　治疗　　　／ 101

一　非药物治疗　　102
二　药物治疗　　110
三　手术治疗　　119
四　康复治疗　　133
五　非手术患者康复　　139

第八章 临床案例分析与经验总结 / 143

案例一 膝关节炎的保守治疗 144
案例二 髋关节炎的手术治疗 148
案例三 手指骨关节炎的综合治疗 152
案例四 脊柱骨关节炎的多学科治疗 156

第九章 预防与管理 / 159

一 预防措施 160
二 长期管理 166

第十章 展望 / 175

一 研究热点与挑战 176
二 未来发展方向 194

主要参考文献 / 198

第一章
骨关节炎概论

一 定义与分类

骨关节炎（osteoarthritis，OA），曾被赋予诸多名称，如骨关节病、退行性关节炎、增生性关节炎、老年性关节炎等。它是一种发病原因尚未完全明确的慢性关节疾病，其核心病理特征表现为关节软骨的退行性改变以及继发性骨质增生。在疾病的发展进程中，关节软骨最初会出现纤维化改变，原本光滑的表面逐渐变得粗糙，进而皲裂，随着病情加重，软骨会出现溃疡甚至脱失，这一系列变化会严重影响关节的正常功能。与此同时，关节边缘及软骨下骨会出现骨质增生，也就是我们常说的"骨刺"，这些增生的骨质会进一步改变关节的结构和力学环境，导致关节疼痛、肿胀、僵硬以及活动受限等症状的出现。骨关节炎在临床上主要分为原发性骨关节炎与继发性骨关节炎两种类型。

1. 原发性骨关节炎

原发性骨关节炎在临床上较为常见，多见于老年人，女性患者数量多于男性患者数量。这一类型的骨关节炎发生发展较为缓慢，是一个长期、慢性且渐进式的病理过程。其发病可能与多种全身因素密切相关，年龄便是其中最为关键的因素之一。随着年龄的增长，关节软骨的代谢能力逐渐下降，合成新软骨基质的能力减弱，而分解代谢却相对增强，导致软骨逐渐变薄、磨损。性别方面，女性在绝经后，体内雌激素水平大幅下降，雌激素对关节软骨的保护作用减弱，使得关节软骨更容易受到损伤，从而增加了骨关节炎的发病风险。肥胖也是一个重要因素，过重的体重会使关节承受额外的压力，尤其是膝关节、髋关节等负重关节，长期处于高负荷状态下，关节软骨更容易受损。此外，遗传因素在原发性骨关节炎的发病中也起着一定作用，某些基因的突变或多态性可能会影响关节软骨的结构和功能，使其对损伤的易感性增加。除全身因素外，局部因素也不可忽视，如软骨营养及代谢异常，当关节软骨的营养供应不足时，其正常的代谢活动会受到影响，导致软骨细胞功能障碍，进而引发软骨退变；长期应力不平衡，如长期从事重体力劳动或保持不良的姿势，会使关节局部受力不均，部分区域的软骨承受过大的压力，加速软骨磨损；生物力学失衡，如关节畸形导致关节力线改变，会使关节在运动过程中受力异常，增加关节软骨和其他结构的损伤风险；生物化学改变，体内一些炎症介质、细胞因子的异常表达，可能会干扰软骨细胞的正常代谢，促进软骨的降解。

2. 继发性骨关节炎

继发性骨关节炎可发生于任何年龄段，它是在局部原有病变的基础上发展而来的病理变化。能够引发继发性骨关节炎的原因众多，创伤是常见原因之一，无论是关节的急性扭伤、拉伤，还是严重的骨折，都可能对关节软骨、韧带、半月板等结构造成损伤，若损伤后未能完全修复，随着时间推移，关节就容易出现退变，发展为骨关节炎；关节不稳，如膝关节的前交叉韧带断裂后，没有及时进行修复，膝关节在运动过程中就会出现不稳定的情况，关节各结构之间的相互作用发生改变，增加了关节软骨和其他组织的磨损，进而引发骨关节炎；关节面对合不良，如膝关节的内外翻畸形，会使膝关节在负重时关节面的接触面积减小，局部压力增大，加速关节软骨的退变，最终引发骨关节炎。此外，医源性因素也不容忽视，长期不恰当服用类固醇激素等药物，可能会影响关节软骨的代谢，导致软骨损伤，引发继发性骨关节炎。

二 流行病学特征

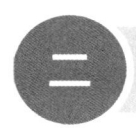

在全球范围内,骨关节炎的发病率和患病率呈现显著的地域差异。在发达国家,由于人口老龄化程度较高,且人们的生活方式相对较为静态,体力活动较少,骨关节炎的患病率普遍较高。例如,在美国,骨关节炎是导致成年人慢性残疾的主要原因之一,约有2700万人受到骨关节炎的困扰。而在一些发展中国家,随着经济的发展和生活方式的改变,人口老龄化进程加快,肥胖率上升,骨关节炎的患病率也在逐渐增加。在非洲和一些亚洲的欠发达地区,由于医疗资源相对匮乏,人们对骨关节炎的认知和诊断水平有限,实际患病率可能被低估,随着医疗条件的改善和疾病筛查的普及,患病率也呈现上升趋势。

年龄无疑是骨关节炎发病的重要危险因素。从40岁开始,骨关节炎的发病率便显著上升,这与关节软骨的自然退变过程密切相关。随着年龄的增长,关节软骨中的水分含量逐渐减少,胶原蛋白和蛋白多糖的合成能力下降,分解代谢却相对增强,导致软骨逐渐变薄、弹性降低,对关节的缓冲和保护作用减弱。到了60岁以上,约半数人群会受到骨关节炎的影响,而在75

岁以上的人群中，这一比例更是高达80%。

性别与骨关节炎的发病也存在密切关联。总体而言，女性骨关节炎的患病率高于男性的，尤其是在绝经后，女性骨关节炎的发病率显著增加。这主要归因于雌激素的变化，绝经后女性体内雌激素水平大幅下降，雌激素对关节软骨具有保护作用，其水平降低后，关节软骨对损伤的修复能力减弱，炎症反应增加，使得骨关节炎的发病风险显著提高。有研究表明，绝经后女性膝骨关节炎的患病率比绝经前高出2~3倍。

种族因素同样对骨关节炎的发病具有影响。在手部关节和髋关节的骨关节炎方面，白种人的患病风险相对较高；在膝关节骨关节炎方面，男性患病率在不同种族间差异较小，但黄种女性的患病率略高于白种女性的。种族差异可能与遗传因素、生活方式以及环境因素等多种因素的综合作用有关。例如，不同种族的基因背景存在差异，某些基因可能影响关节软骨的结构和代谢，从而影响骨关节炎的易感性；生活方式方面，不同种族的饮食习惯、体力活动水平等可能不同，这些因素也会对关节健康产生影响。

生活方式对骨关节炎的发病有着重要影响。超重或肥胖是引发膝关节骨关节炎的重要危险因素之一。体重每增加1千克，膝关节在行走时所承受的额外压力就会增加4~5千克，长期处于这种高负荷状态下，膝关节软骨磨损加剧，骨关节炎的发病风险显著升高。有研究显示，肥胖人群患膝骨关节炎的风险是正常体重人群的2~3倍。此外，运动方式也与骨关节炎的发病密切相关。适度的体育锻炼,如游泳、散步等,有助于增强关节周围肌肉的力量,提高关节的稳定性,减少关节损伤的风险。然而,高强度、剧烈的体育锻炼,如长期进行高强度的跑步、爬山等运动,会增加关节的磨损,尤其是对于已经存在关节结构异常或软骨退变的人群,过度运动可能会加速骨关节炎的发展。吸烟对骨关节炎的影响较为复杂,其机制尚不明确,不过吸烟对整体健康的危害远远超过其可能对骨关节炎的影响,吸烟还会导致其他严重的健康问题,如心血管疾病、肺部疾病等。饮酒与骨关节炎的关系目前尚不明确,需要更多的研究来进一步探讨。

职业因素在骨关节炎的发病中也扮演着重要角色。长期从事重体力劳动的人群,如矿工、搬运工等,由于关节长期承受高强度的压力和磨损,患骨关节炎的风险明显增加。以矿工为例,他们在工作中需要长时间负重行走,且工作环境往往较为恶劣,膝关节、髋关节等关节极易受到损伤。研究表明,矿工膝关节骨关节炎的患病率比普通人群高出 3~4 倍。一些特殊职业,如需要长期跪、蹲、屈膝或保持特定姿势的工作,如纺织、园艺等,也会增加关节的压力,导致关节软骨磨损,进而增加骨关节炎的发病风险。此外,某些职业可能会接触到一些有害物质,如化学物质、重金属等,这些物质可能会对关节软骨产生损害,促进骨关节炎的发生发展,但这方面的研究还相对较少,需要进一步深入探讨。

第二章
基础解剖与生理

一 关节解剖结构

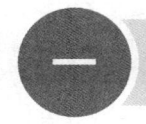

骨关节是人体运动系统的重要组成部分，其结构复杂且精妙，各组成部分协同合作，共同实现人体的正常运动功能。主要组成部分如下。

1. 关节软骨

关节软骨位于关节表面，是一层光滑且富有弹性的组织，犹如关节的"缓冲垫"，对维持关节的正常功能起着至关重要的作用。从结构上看，关节软骨由浅层、中层和深层组成。浅层，又称切线层，其胶原纤维排列紧密且平行于关节表面，这使得关节软骨在承受剪切力时能够保持稳定。中层，即过渡层，胶原纤维的排列方向逐渐变得不规则，且细胞数量相对较少，该层主要负责分散和传递关节所承受的压力。深层，也叫辐射层，胶原纤维呈垂直状插入软骨下骨，为关节软骨提供了强大的锚固力，使其能够牢固地附着在软骨下骨表面。

关节软骨的细胞组成主要为软骨细胞。这些软骨细胞分散于软骨基质之中，数量相对较少，却承担着关键的生理功能。软骨细胞能够合成和分泌多种细胞外基质成分，如胶原蛋白、蛋白多糖等，同时也参与基质的降解和重塑过程，以维持关节软骨的正常结构和功能。

软骨基质是关节软骨的重要组成部分，主要由胶原蛋白、蛋白多糖和水构成。胶原蛋白，尤其是Ⅱ型胶原蛋白，形成了软骨基质的网架结构，赋予关节软骨一定的强度和韧性。蛋白多糖则由核心蛋白和大量的糖胺聚糖侧链组成，其中硫酸软骨素和硫酸角质素是常见的糖胺聚糖。蛋白多糖具有强大的亲水性，能够结合大量的水分，使关节软骨具有良好的弹性和抗压能力。在关节运动过程中，软骨基质中的水分会随着压力的变化而流动，起到缓冲和润滑关节的作用。

2. 软骨下骨

软骨下骨位于关节软骨的下方，是松质骨的一种特殊形式。其骨小梁结构呈现独特的排列方式，与关节所承受的应力方向密切相关。在关节负重区域，骨小梁排列紧密且呈垂直状，以更好地承受和分散压力。而在非负重区域，骨小梁则相对稀疏且排列方向较为随机。这种结构特点使得软骨下骨能够在保证骨强度的同时，有效适应关节的力学环境。

软骨下骨的血运特点也有其独特之处。它主要通过骨膜血管和骨髓血管获得血液供应。骨膜血管位于骨的表面，为软骨下骨的外层提供营养。骨髓血管则深入骨髓腔，为软骨下骨的内部提供血液。相较于其他部位的骨组织，软骨下骨的血运相对较差，这也在一定程度上影响了其修复能力。

3. 滑膜

滑膜是关节囊的内层结构，覆盖在关节囊内面、关节内韧带和肌腱表面，但不覆盖关节软骨和半月板。滑膜主要由滑膜细胞和滑膜间质组成。滑膜细胞可分为 A 型和 B 型两种。A 型滑膜细胞，也称为巨噬细胞样滑膜细胞，具有吞噬和清除关节内异物、代谢产物等功能。B 型滑膜细胞，又称成纤维细胞样滑膜细胞，主要负责合成和分泌滑膜液的成分，如透明质酸、蛋白质等。

滑膜的功能十分重要。它能够分泌滑膜液，滑膜液中含有透明质酸、蛋白质、电解质等成分，具有润滑关节、营养关节软骨、缓冲关节压力以及清除关节内代谢产物等多种作用。在关节运动过程中，滑膜液能够减少关节面之间的摩擦，降低磨损程度。同时，滑膜还具有免疫调节功能，能够识别和清除关节内的病原体和异物，维持关节内环境的稳定。此外，当关节发生炎症时，滑膜会出现增生、充血等反应，进一步分泌炎症介质，加重关节的炎症状态。

4. 韧带

韧带是连接骨与骨之间的坚韧纤维组织，对维持关节的稳定性起着关键作用。不同关节的韧带具有不同的起止点和功能。以膝关节为例，前交叉韧带起自胫骨髁间隆起的前方，斜向后上方，止于股骨外侧髁的内侧面。其主要功能是限制胫骨向前移位，防止膝关节过度伸展和旋转。后交叉韧带起自胫骨髁间隆起的后方，斜向前上方，止于股骨内侧髁的外侧面。它的作用是限制胫骨向后移位，维持膝关节的后向稳定性。

在髋关节中，髋臼韧带连接髋臼边缘和股骨头，增强了髋关节的稳定性，防止股骨头脱位。在手部关节，如手指的掌指关节和指间关节，侧副韧带位于关节的两侧，分别从掌骨或指骨的一侧发出，止于相邻指骨的另一侧，主要负责维持关节的侧向稳定性，防止关节过度侧方活动。

5. 半月板

半月板是位于膝关节内的纤维软骨结构，呈半月形，分为内侧半月板和外侧半月板。内侧半月板较大，呈"C"形，其前角附着于胫骨髁间隆起的前方，后角附着于胫骨髁间隆起的后方，且与内侧副韧带紧密相连。外侧半月板较小，近似"O"形，前角和后角分别附着于胫骨髁间隆起的前方和后方，但与外侧副韧带之间有一定的间隙。

半月板的主要作用是缓冲膝关节在运动过程中所承受的压力，分散关节面的负荷，减少关节软骨的磨损。同时，半月板还能够增加膝关节的接触面积，提高关节的稳定性。在膝关节屈伸和旋转运动中，半月板会随着关节的运动而发生相应的位移和变形，以适应不同的力学环境。此外，半月板还具有一定的本体感觉功能，能够感知膝关节的位置和运动状态，为神经系统提供反馈信息，有助于维持膝关节的正常运动。

不同关节的解剖结构存在显著差异，这些差异也对骨关节炎的发病产生了重要影响。膝关节由于是人体最大且最复杂的关节之一，同时也是主要的负重关节，在日常活动中承受着较大的压力和剪切力，其关节软骨面积较大，且半月板和韧带结构复杂，容易受到损伤。尤其是在肥胖、创伤、长期过度使用等因素的作用下，膝关节软骨磨损、半月板撕裂、韧带损伤等情况较为常见，进而增加了骨关节炎的发病风险。

髋关节是人体的重要负重关节，其髋臼与股骨头形成的关节面匹配度高，关节稳定性强。但由于其解剖结构特点，如股骨头的血液供应相对单一，主要依靠旋股内侧和外侧动脉的分支供应，当这些血管受到损伤或发生病变时，容易导致股骨头缺血性坏死，进而引发髋关节骨关节炎。此外，先天性髋关节发育不良等解剖结构异常，会使髋关节在发育过程中出现关节面不匹配、受力不均等问题，长期磨损后也易诱发骨关节炎。

手部关节，特别是远端指间关节和近端指间关节，虽然体积较小，但活动频繁。其关节软骨相对较薄，且关节周围的肌肉和韧带力量相对较弱。在中老年人群中，尤其是女性，由于激素水平变化等因素，手部关节容易出现骨质增生、软骨退变等情况，导致骨关节炎的发生。例如，赫伯登（Heberden）结节和布夏尔（Bouchard）结节就是手部骨关节炎的典型表现，分别位于远端指间关节和近端指间关节。

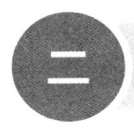

二 关节生理功能与代谢

1. 关节正常运动模式及力学原理

关节的运动模式丰富多样，屈伸运动在众多关节中广泛存在。以膝关节为例，当我们抬腿屈膝时，膝关节进行屈曲运动，此时大腿后侧的腘绳肌收缩，小腿向后靠近大腿；而在伸直腿部时，股四头肌收缩，完成膝关节的伸展动作。在这一过程中，膝关节的屈伸运动围绕着关节的屈伸轴进行，该轴贯穿股骨髁和胫骨平台。从力学角度看，屈伸运动时，关节面之间存在着摩擦力，而关节软骨的光滑表面以及滑膜液的润滑作用能够有效减小这种摩擦力，降低能量损耗。同时，膝关节周围的肌肉、韧带等结构共同协作，维持关节在屈伸过程中的稳定性。股四头肌通过髌腱牵拉胫骨，产生伸膝的动力，而腘绳肌则在屈膝时发挥作用，股四头肌拮抗其力量，防止膝关节过度屈曲。

旋转运动也是关节的重要运动模式之一，常见于肩关节、髋关节等。以髋关节为例，当我们进行内旋和外旋动作时，股骨头在髋臼内绕着股骨头中心轴进行旋转。髋关节的旋转运动需要髋臼与股骨头之间精确匹配，以及周围众多肌肉和韧带的协同作用。臀中肌、臀小肌等肌肉在髋关节外旋时发挥主要作用，而内旋则主要依靠内收肌群和部分臀肌的收缩。在旋转过程中，关节软骨和滑膜液同样起到关键作用，减少关节面之间的摩擦，保证旋转运动的顺畅进行。此外，髋关节的旋转运动还受到髋臼的形态、股骨头的形状以及周围关节囊和韧带的限制，这些结构共同维持着髋关节在旋转时的稳定性，防止过度旋转导致关节损伤。

关节的力学原理十分复杂，涉及多个方面。关节在运动过程中承受着身体重力、肌肉收缩力以及外部施加力等多种力量。以行走时的膝关节为例，身体的重力通过大腿传递到膝关节，同时为了维持身体的平衡和推动身体向前移动，膝关节周围的肌肉会产生收缩力。这些力量共同作用于膝关节，使关节面之间产生压力。正常情况下，关节软骨能够有效分散和缓冲这些压力，保护关节免受损伤。关节软骨的弹性和黏弹性使其能够在受力时发生变形，将压力均匀地分布到整个关节面上。此外，关节周围的肌肉和韧带不仅提供动力，还能够通过调整自身的张力，改变关节的受力状态，进一步保护关节。例如，在进行跳跃动作时，膝关节周围的肌肉会提前收缩，增加关节的稳定性，同时缓冲落地时的冲击力。

2. 关节软骨营养供应途径与代谢特点

关节软骨的营养供应主要通过弥散和滑膜液渗透两种途径。由于关节软骨内没有血管、神经和淋巴管，其营养物质的获取相对困难。弥散是关节软骨获取营养的重要方式之一，关节软骨中的软骨细胞可以通过细胞间质与周围的组织液进行物质交换。在关节运动过程中，关节软骨受到周期性的挤压和放松，这种机械刺激促使软骨细胞周围的组织液流动，从而使营养物质能够通过弥散作用进入软骨细胞。例如，葡萄糖、氨基酸等小分子营养物质可以通过弥散进入关节软骨，为软骨细胞的代谢活动提供能量和原料。

滑膜液渗透也是关节软骨营养供应的关键途径。滑膜液由滑膜细胞分泌产生，富含多种营养成分，如透明质酸、蛋白质、电解质等。滑膜液通过关节软骨表面的微孔和裂隙渗透进入软骨内部，为软骨细胞提供营养。在关节运动时，滑膜液在关节腔内循环流动，不断地与关节软骨进行物质交换。研究表明，关节的正常活动频率和幅度对于滑膜液的渗透至关重要。适度的运动能够促进滑膜液的循环和渗透，增强关节软骨的营养供应。相反，长期关节制动或运动不足会导致滑膜液渗透减少，影响关节软骨的营养摄取，进而加速软骨退变。

关节软骨的代谢特点表现为合成与分解代谢的平衡。在正常生理状态下，软骨细胞不断地合成和分泌胶原蛋白、蛋白多糖等细胞外基质成分，同时也通过一系列酶的作用对基质进行分解代谢。Ⅱ型胶原蛋白是关节软骨细胞外基质的主要成分之一，它形成了软骨基质的网架结构，赋予关节软骨强度和韧性。软骨细胞通过合成Ⅱ型胶原蛋白前体，经过一系列的加工和修饰后，组成成熟的胶原蛋白纤维。蛋白多糖则由核心蛋白和大量的糖胺聚糖侧链组成，具有强大的亲水性，能够结合大量水分，使关节软骨具有良好的弹性和抗压能力。软骨细胞通过合成蛋白多糖合成酶，将糖胺聚糖侧链连接到核心蛋白上，形成完整的蛋白多糖分子。

同时，关节软骨也存在分解代谢过程。基质金属蛋白酶（MMP）等酶类在关节软骨的分解代谢中发挥着重要作用。这些酶能够降解胶原蛋白、蛋白多糖等细胞外基质成分。在正常情况下，合成代谢和分解代谢处于动态平衡状态，维持着关节软骨的正常结构和功能。然而，当关节受到损伤、炎症或其他病理因素影响时，这种平衡会被打破。例如，在骨关节炎发生发展过程中，炎症介质，如白细胞介素-1（IL-1）、肿瘤坏死因子-α（TNF-α）等的释放会激活软骨细胞内的信号通路，上调MMP等分解代谢酶的表达，导致关节软骨基质的分解代谢增强，而合成代谢相对减弱，最终引起关节软骨的退变和损伤。

3. 软骨下骨重建生理过程及与关节软骨关系

软骨下骨重建是一个动态的生理过程，包括骨吸收和骨形成两个相互关联的阶段。在骨吸收阶段，破骨细胞被激活，它们附着在软骨下骨表面，通过分泌酸性物质和多种酶，溶解骨矿物质，并降解有机骨基质，使骨组织被吸收。在这一过程中，破骨细胞的活性受到多种细胞因子和信号通路的调节。核因子κB受体活化因子配体（RANKL）与破骨细胞前体细胞表面的RANK受体结合，能够促进破骨细胞的分化和活化。同时，护骨因子（OPG）可以与RANKL竞争性结合，抑制破骨细胞的活化，从而调节骨吸收的程度。

在骨形成阶段，成骨细胞在被吸收的骨表面聚集并开始合成和分泌骨基质。成骨细胞首先分泌胶原蛋白等有机成分，形成骨样组织，随后钙盐等矿物质逐渐沉积在骨样组织中，使骨组织矿化，完成骨形成过程。成骨细胞的活性同样受到多种因素的调控，如骨形态发生蛋白（BMP）等生长因子能够促进成骨细胞的增殖和分化，增强骨形成能力。

软骨下骨重建与关节软骨之间存在着密切的关系。正常情况下，软骨下骨重建处于相对稳定的状态，为关节软骨提供稳定的力学支撑。关节软骨受到损伤或发生退变，会引发软骨下骨的一系列适应性变化。关节软骨的损伤会导致关节力学环境改变，使软骨下骨承受的压力分布不均。在压力增大的区域，破骨细胞活性增强，骨吸收增加，随后成骨细胞在该区域的活性也会相应增强，导致骨组织增生和硬化，形成骨赘。这种软骨下骨的改变在一定程度上是机体的一种代偿机制，旨在通过增加骨组织的强度来分担关节软骨的负荷。然而，过度的骨重建会导致软骨下骨的结构和力学性能发生改变，进一步影响关节软骨的营养供应和代谢。软骨下骨的硬化会阻碍营养物质从骨髓腔向关节软骨的弥散，同时也会改变关节的力学传导，增加关节软骨的磨损，形成恶性循环，加速骨关节炎的发展。

第三章
发病机制

一 炎性因素

在许多骨关节疾病中,炎症反应是重要的发病机制之一。在骨关节炎发病过程中,各种细胞因子的产生和相互作用会随着疾病的持续时间和严重程度而变化。不同组织细胞利用细胞因子、趋化因子和脂肪因子等作为炎症反应的一部分来调节细胞信号以及细胞内和细胞间的相互作用。细胞因子最重要的作用是通过不同的途径来对软骨的合成代谢和分解代谢过程产生影响,而依据在骨关节疾病的炎症级联反应中所扮演的角色不同,细胞因子可以被分为促炎因子和抗炎因子两类,具体如下。

1. 促炎因子

(1)白介素-1β(IL-1β)和肿瘤坏死因子-α(TNF-α):IL-1β、TNF-α是被研究得最广泛也是最重要的促炎细胞因子,其在骨关节炎患者病变部位的关节滑液、局部的滑膜组织、软骨及软骨下骨组织中的水平明显升高,并且能够促进生成IL-6、IL-8等,从而引发炎症级联反应。有研究显示,Kellgren-Lawrence(K-L)评估Ⅳ级的骨关节炎患者血清中TNF-α的含量明显比K-L评估Ⅲ级的患者的高,说明骨关节炎患者血清中 TNF-α 的量与骨关节炎的影像严重程度相关。另一项包含 172 名研究对象的随访研究显示，TNF-α 与关节间隙狭窄及膝关节软骨丢失有关。IL-1β 可以激活细胞表面特异的 I 型 IL-1 受体，而该受体被证明在骨关节炎患者滑膜中的成纤维细胞中及关节软骨细胞中的表达增加。大量研究表明，IL-1β 及 TNF-α 通过抑制软骨物质合成代谢过程从而抑制软骨细胞外基质中的主要成分 II 型胶原的合成，二者还能上调软骨细胞中多种蛋白酶（如 MMP）的释放，而 MMP 家族中的 MMP-1（间质胶原酶）、MMP-3（基质溶解素）、MMP-13 等是导致骨关节炎中软骨逐步被破坏的关键因素。IL-1β 能够刺激、上调软骨细胞中蛋白聚糖酶的生成，从而促进蛋白多糖分子的快速降解。IL-1β 和 TNF-α 也能够刺激其他炎症介质的产生来参与骨关节炎的病理机制，包括诱导型一氧化氮合酶（iNOS）、磷脂酶 A2（PLA2）、环氧合酶-2（COX-2）、一氧化氮（NO）、前列腺素 E_2（PGE_2）等介质。NO 和 PGE_2 通过增加 MMP 的生成，抑制胶原蛋白、蛋白多糖等大分子物质的合成反应，加速软骨的凋亡过程，从而导致关节炎症和破坏。IL-1β 和 TNF-α 还可以诱导活性氧（ROS）的产生，主要包括 NO 和超氧阴离子，它们可以增加过氧化氢、过氧硝基和羟自由基等物质的产生，从而导致软骨退化。此外，IL-1β 和 TNF-α 还通过抑制能够清除活性氧的抗氧化酶的表达，从而加速 ROS 对软骨的破坏。通过直接拮抗 IL-1β 和 TNF-α，或者阻断 IL-1β 和 TNF-α 的信号通路，可能有助于阻断骨关节炎的病理机制。例如，IL-1β 和 TNF-α 的拮抗剂可以减少骨关节炎关节软骨中主要金属蛋白酶的表达，从而减少对软骨基质成分的降解，进而增加软骨基质中主要成分Ⅱ型胶原的含量。

（2）白介素-6（IL-6）：正常情况下软骨细胞本身可以产生很少量的 IL-6，但是可以检测到在骨关节炎患者的滑液和血清中 IL-6 含量明显升高。IL-1β 和 TNF-α 可以直接刺激 IL-6 的产生，PDE2 也可以诱导 IL-6 表达。IL-6 和可溶性 IL-6 受体能够降低人关节软骨细胞中调控Ⅱ型胶原生成的基因表达，从而抑制Ⅱ型胶原的产生。有研究显示，终末期膝骨关节炎患者关节滑液和血清中 IL-6 浓度明显升高，且与影像严重程度呈正相关。在一项针对女性骨关节炎患者的研究中，血清中 IL-6 水平与膝关节炎患者的疼痛、髋关节炎患者的关节间隙狭窄程度有关。一项针对骨关节炎患者的临床研究显示，较高的 IL-6、C 反应蛋白（CRP）基线值预示骨关节炎的软骨退变风险更大。血液中 IL-6 水平升高则更有可能在影像学上被诊断为骨关节炎，IL-6 是一个预测影像学膝关节炎的重要因素。有研究表明 IL-6 能够促进 MMP-1 和 MMP-13 的表达，其被认为是导致软骨下骨重塑的关键细胞因子。有研究者从 19 例诊断为膝关节炎患者的骨赘中分离出成骨细胞，研究骨赘成骨细胞中炎性细胞因子和蛋白酶的表达，发现骨赘中参与骨关节炎进展的 IL-6、IL-8 和 MMP-13 的 MRNA 表达和蛋白产量增加。

（3）白介素-15（IL-15）：IL-15 的作用主要是刺激 T 细胞和 NK 细胞的分化和增殖。在早期骨关节炎患者关节滑液中

IL-15浓度升高,并且能够刺激MMP-1的分泌,提示该细胞因子参与了骨关节炎的发病过程,并可作为治疗的候选靶点。与对照组相比,骨关节炎患者血清IL-15含量明显升高,并且与WOMAC疼痛评分之间显示出正相关关系,这提示IL-15可能在骨关节炎疼痛的发病机制及干预治疗中发挥重要作用。

(4)**白介素-18(IL-18)**:关节中的IL-18主要来源于软骨细胞、成骨细胞、滑膜中的成纤维细胞和巨噬细胞的分泌,其可以诱发局部的炎症反应和分解代谢过程。有研究发现,骨关节炎患者的滑膜及其分泌的关节滑液、软骨、血清中IL-18的浓度明显增高,并且IL-18浓度随着骨关节炎的影像严重等级的升高而增加。IL-18能够诱导软骨细胞表面表达特异性IL-18受体,并通过二者之间的抗原抗体反应来作用于软骨细胞,刺激金属蛋白酶MMP-1、MMP-3、MMP-13的合成增加。

(5)**白介素-29(IL-29)**:骨关节炎患者滑膜中的成纤维细胞(FLS)及巨噬细胞是IL-29的主要来源,有研究证明,骨关节炎患者血清中、滑膜中IL-29水平高于健康对照组,其具有促进炎症反应和软骨降解的作用,提示该细胞因子可能参与了骨关节炎的发病机制。

2. 抗炎因子

除上述列举的一些能够促进炎症反应的细胞因子外,某些细胞因子(如IL-4、IL-10、IL-13)还具有抗炎、增强软骨合成代谢,延缓骨关节炎进展的作用,因此被称为抗炎细胞因子。

此处仅列举了几个主要的抗炎细胞因子，但实际包含的物质范围更广泛。

（1）白介素-4（IL-4）：IL-4主要来源于浸润在滑膜部位的T细胞（Th2），具有很强的软骨保护作用。许多研究发现，IL-4通过抑制金属蛋白酶分泌来减少关节软骨中蛋白多糖的降解，从而保证软骨的完整性。IL-4可以抑制促炎细胞因子IL-1β、TNF-α、IL-6的合成，除减少炎性细胞因子的分泌外，其他炎性介质，如 PGE_2、COX-2、PLA2、iNOS 等的分泌也减少。

（2）白介素-10（IL-10）：IL-10是骨关节炎相关的众多抗炎因子中的一类，具有维持软骨完整性的作用。有人通过研究发现，在软骨细胞中细胞因子IL-10和受体IL-10R可同时表达。目前已经证明，IL-10参与了软骨基质中的重要物质Ⅱ型胶原纤维和蛋白多糖的合成，二者对于维持软骨的正常形态和功能是至关重要的。IL-10不仅可以抑制其他促炎因子的合成与释放，还能拮抗它们对于炎症的促进作用，并通过抑制MMP-3来维持软骨细胞的形态和功能的完整性，从而发挥软骨保护作用。实验证明，IL-10可抑制软骨细胞凋亡。IL-10能够降低TNF-α对于骨关节炎患者滑膜中的成纤维细胞的作用，使其分泌 PGE_2、COX-2 和 PLA2 明显减少。

（3）白介素-13（IL-13）：IL-13的作用和IL-4非常类似。已经有学者研究发现，IL-13通过对骨关节炎中免疫反应细胞、关节软骨和滑膜产生作用来发挥抗炎和软骨保护作用。IL-13具有重要的生物学活性，能够抑制单核-巨噬细胞、B 细胞、NK 细胞、内皮细胞等分泌多种能够发挥促进炎症反应的细胞因子。有研究收集了 16 例骨关节炎患者的滑膜样本进行 IL-13 对骨关节炎影响的研究，实验表明 IL-13 在骨关节炎的治疗中具有潜在的应用价值，IL-13 通过减少 IL-1β、TNF-α 和 MMP 的产生，促进 I 型 IL-1 受体（IL-1Ra）的产生，从而调控骨关节炎的主要病理过程。IL-13 还通过阻断 COX-2 的合成，明显降低 PGE_2 的合成，其还可以和 IL-4 一起发挥作用来减少成骨细胞中 COX-2 依赖性前列腺素的合成来抑制骨吸收。这些研究结果表明，IL-13 作为一种抑制炎症过程、保护软骨细胞、减少炎性细胞因子和金属蛋白酶分泌，同时刺激 IL-IRa 合成的化合物，在骨关节炎治疗中具有潜在的应用价值。

3. 其他炎性因子

除上面介绍的部分具有拮抗炎症和促进炎症反应的细胞因子外，骨关节炎还涉及许多其他的参与炎症反应过程的物质，有许多研究报道了涉及骨关节炎的一些其他炎症标志物，包括趋化因子、脂肪因子、补体系统、CRP、血管内皮生长因子（VEGF）等。

（1）**趋化因子**：趋化因子在炎症的情况下引导细胞迁移到特定的位置。已知在骨关节炎中起作用的 CC 趋化因子包括 CCL2、CCL3、CCL4 和 CCL5、CCL19、CCR7（CCL19 的受体）、CCL21、CCR5（CCL21 的受体）。有研究发现，膝骨关节炎患者的滑液中 CCL2 浓度与 WOMAC 疼痛及功能亚表评分之间表现出明显的正相关性，这提示滑液中的 CCL2 可能是一种新的、比较可靠的能用于评估骨关节炎中症状严重性等级的生物标记物。CCL3 和 CCL4 的血浆水平与依靠 X 线诊断的膝骨关节炎的严重程度显著相关。IL-8/CXCL-8（趋化因子配体 8）在膝骨关节炎患者的滑液中的含量明显增加，可以诱导软骨细胞分化和钙化。IL-8 和白血病抑制因子（leukaemia inhibitory factor, LIF）的协同作用增强了 TNF-α、PGE_2 的作用。一项包含 252 名膝骨关节炎患者以及 144 名健康人的研究结果表明，虽然膝骨关节炎患者的血清 CXCL-12 含量明显高于健康人的，但是并未发现血清 CXCL-12 在不同 KL 等级的膝骨关节炎患者中存在明显差异；但是该研究还发现另一个有意义的研究结果，即滑液中 CXCL-12 与膝骨关节炎患者的影像学严重等级密切相关，说明滑液中 CXCL-12 可能是骨关节炎进展中的新的生物标记物。Yuan 等为了评估单核细胞趋化蛋白 1（MCP-1）、巨噬细胞炎性蛋白 1α（MIP-1α）、MIP-1β、调节正常 T 细胞表达和分泌因子（RANTES）等四种 CC 趋化因子在骨关节炎中的表达情况进行了一项实验研究，结果表明，MCP-1 或 RANTES 诱导 MMP-3 的表达来加快软骨中重要的基质成分蛋白多糖的分解，MCP-1 也可诱导骨关节炎软骨细胞进入凋亡程序，证明细胞因子触发的趋化因子系统可能在骨关节炎软骨降解中起关键作用。

（2）**脂肪因子**：肥胖不仅导致关节局部的负荷过重，而且导致软骨退变磨损从而继发骨关节炎，现在的研究认为，肥胖是一种低级的全身炎症状态，其特征是产生和分泌多种脂肪因子，而这些脂肪因子可能在骨关节炎的发展中起作用。脂肪因子是由白色脂肪组织产生的具有促进炎症反应的蛋白质，目前被广泛研究的包括瘦素、内脂素、脂联素和抵抗素等，已被证明参与免疫调节和炎症过程。膝部的髌下脂肪垫已被证实是脂肪因子的局部来源，并可能参与骨关节炎的发病机制。研究表明，脂肪因子可以增加 MMP 的产生，提示脂肪因子在软骨降解中起作用。脂联素促进人骨关节炎软骨中 MMP 和 iNOS 的生成从而引起骨关节炎软骨基质降解，可能通过 NO 来发挥分解代谢作用。在软骨中，瘦素作为促炎脂肪因子，诱导 MMP-1 和 MP-13 等蛋白水解酶的表达，在软骨的分解代谢过程中发挥作用，并与其他促炎刺激物协同作用。血清瘦素水平与膝骨关节炎关系密切，在 10 年随访期间，我发现与未发生膝骨关节炎的女性相比，发生膝骨关节炎的女性血清瘦素含量始终更高。内脂素主要由人骨关节炎的滑膜组织释放，参与软骨细胞和成骨细胞的活化，可能成为治疗骨关节炎的新靶标。膝骨关节炎患者滑液中内脂素浓度随着软骨基质降解产物的增加而增加，这提示其可能参与软骨基质降解过程。综上所述，脂肪因子在骨关节炎中起着重要的作用，其可能成为肥胖骨关节炎患者新的药物治疗靶标。

（3）**补体：**一项蛋白质组学研究发现，一些补体蛋白在健康人和骨关节炎患者膝关节滑液样本中的表达有差异。通过对骨关节炎患者的滑液和滑膜的蛋白质组学和转录组学分析，发现补体在骨关节炎患者的关节中表达和激活异常升高，表明滑液中补体的失调在骨关节炎的病理机制中扮演了重要的角色。

（4）CRP：CRP是由肝细胞合成和释放的一种急性期蛋白，其合成是由巨噬细胞和脂肪细胞释放的细胞因子介导。血清CRP水平与膝骨关节炎KL等级相关。最近的一项对32项研究的荟萃分析显示，骨关节炎患者与健康对照组的血清CRP水平存在统计学差异，CRP与疼痛和功能受限显著相关。

（5）血管内皮生长因子（VEGF）：虽然正常的成人软骨无血管组织，但是关节炎症会导致软骨新生血管的形成，而VEGF已被证明在其中发挥关键作用，其不仅调控血管的生成，还控制软骨的代谢过程。一项纳入了80名膝骨关节炎患者和20名健康人的研究表明，随着膝骨关节炎患者X线表现的加重，无论是滑液中的VEGF水平，还是血浆中的VEGF水平都随之增高，因此VEGF可用于监测骨关节炎的严重程度，并在膝关节骨关节炎的发生和进展中发挥实质性作用。

（6）NO：IL-1和TNF-α对关节软骨的许多破坏作用由NO介导。NO被认为是一种分解代谢因子，通过增加促进炎症过程的细胞因子的表达，抑制软骨基质中的关键物质胶原的合成，并诱导细胞凋亡，促进骨关节炎的进展。NO的过量产生抑制了软骨基质的合成，促进了软骨基质的降解。通过直接或间接抑制iNOS的表达可以减少产生NO来起到保护关节软骨的作用，因此iNOS可以作为骨关节炎治疗的新靶标。体外研究结果表明，NO主要通过诱导过氧亚硝酸盐的产生而引起关节结构的改变，进而引起软骨分解代谢。

（7）PGE_2：PGE_2是骨关节炎患者中最主要的前列腺素类型，而关节软骨是关节中PGE_2的主要来源之一，有研究表明，在骨关节炎患者的关节软骨中，PGE_2的生成增加。血浆中PGE_2的基线水平在有症状的膝骨关节炎患者中高于非骨关节炎患者，有促炎作用的血脂生物标志物PGE_2可以鉴别有症状的膝骨关节炎患者，这表明这些促炎脂质介质可以作为膝骨关节炎诊断和预后的标志物。有研究表明，滑膜COX-2产生PGE_2是IL-1β调节骨关节炎软骨蛋白多糖降解的机制之一。但也有研究表明，PGE_2根据微环境和生理状况的不同，从而对软骨细胞发挥合成代谢或分解代谢的作用。因此，病变软骨中激活的软骨细胞产生的NO和PGE_2可以被当作骨关节炎治疗新靶点。

（8）IL-17：IL-17主要来源于浸润在关节滑膜部位的处于活化状态的CD4+T细胞和肥大细胞，作为一种能够促进炎症反应过程的细胞因子，有研究报道其与类风湿、银屑病等炎症性疾病所导致的关节炎密切相关。IL-17在类风湿关节炎患者的血清、滑膜液和滑膜样本中浓度升高，已被证明参与了类风湿关节炎的所有阶段，是导致类风湿关节炎慢性炎症过程的恶性循环的主要原因，并可诱发持续的慢性炎症、软骨和骨的破坏。有研究发现，膝骨关节炎患者软骨中IL-17受体的数量高于类风湿患者软骨中IL-17受体的数量。IL-17可能通过诱导软骨细胞和滑膜成纤维细胞释放趋化因子，从而导致骨关节炎的软骨破裂和滑膜浸润，进而导致骨关节炎最重要的临床表现——疼痛。有动物实验表明，IL-17是啮齿动物关节炎模型中的疼痛增敏剂。IL-17与骨关节炎发病机制的关系越来越受到研究者的关注。膝骨关节炎患者膝关节滑液中IL-17含量与影像学上判定的疾病严重程度及临床表现的严重程度之间的相互关系还不明确，如果可以明确这一关系，将可能发现一种新的用于膝骨关节炎的诊疗临床生物标志物，这将对骨关节炎的诊疗带来新的希望。

综合证据表明，骨关节炎不只是一个简单的磨损过程，而是一种病因复杂、涉及很多危险因素和分子机制的全关节疾病。虽然目前关于骨关节炎中滑膜炎和炎性标志物的研究很多，但是这些生物标志物只有少数被应用于临床。我们在临床工作中大量使用非甾体抗炎药（NSAIDs）、COX-2抑制剂等药物来控制症状，但常常伴有严重的不良反应。关节科医生难免会有这样的疑惑：对于严重程度相似的患者使用相同的药物治疗常常会得到不同的结果，这说明骨关节炎可能存在不同的临床表型，而炎性标志物可能会帮助临床医生识别不同的骨关节炎表型，从而采取个体化综合治疗。特异性阻断滑膜炎症相关机制的新型药物和制剂可潜在地防止关节软骨的退行性改变，从而使靶向治疗得以发展。

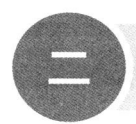

二 异常机械应力的损伤机制

在骨关节炎的发病进程中，异常机械应力扮演着极为关键的角色，而肥胖和关节畸形则是导致异常机械应力产生的重要因素。

1. 关节畸形

关节畸形会导致异常机械应力的产生，常见的关节畸形有膝关节的内翻或外翻畸形、髋关节发育不良等。以膝关节内翻畸形为例，由于下肢力线的改变，膝关节内侧间室承受的压力明显增大，而外侧间室压力相对减小。这种压力分布的不均衡会使膝关节内侧关节软骨过度磨损，同时也会影响软骨下骨的受力情况。软骨下骨在长期不均匀的压力作用下，会发生骨小梁结构的改变，在压力增大区域，骨小梁增厚、增密，而在压力减小区域，骨小梁则变得稀疏。这种骨小梁结构的重塑虽然在一定程度上是机体对异常应力的一种适应性反应，但长期来看，会导致软骨下骨的力学性能发生改变，进一步影响关节软骨的稳定性和营养供应。一项对尸体的静态测试表明，膝关节的内翻畸形会导致内侧间室负荷增加，而采用动态测量膝关节负荷的研究表明，膝关节的轻度外翻畸形会导致膝关节的负荷分布更平均。在内翻畸形的患者中，BMI 与膝骨关节炎的严重程度相关，而在外翻畸形的患者中，BMI 与膝骨关节炎的严重程度无关。由此可见，膝关节内翻畸形通过将更大的负荷集中在膝关节的内侧间室上来增强肥胖的影响。

2. 股四头肌无力

股四头肌无力在骨关节炎中很常见，疼痛、废用和萎缩是骨关节炎肌肉无力的常见原因。肌肉在关节中起着减震作用，有助于保持关节的稳定性。肌肉无力通过减少减震作用、分散关节负荷、使关节承受高机械应力来影响关节稳定性。一项研究表明，患有骨关节炎女性的膝关节伸展力与体重呈显著负相关，提示股四头肌无力是膝骨关节炎的危险因素之一。肌肉纤维类型组成（即慢收缩/氧化性肌纤维与快收缩/糖酵解性肌纤维的分布）是肌肉是否健康的一个有力指标。一般来说，存在共同表达Ⅱa 型快肌和Ⅱx 型超快肌（Ⅱa/x 型）的肌球蛋白重链（MyHC）的混合肌纤维表明肌肉健康状况不佳。在骨关节炎中肌肉质量可能会发生改变。一项研究表明，骨关节炎患者的Ⅰ型纤维较少，而混合Ⅱa/x 纤维较多，说明了病理介导的纤维类型转变。骨关节炎患者还表现出明显更多的细胞外基质（ECM），这可能导致肌肉力量相对较低，并且卫星细胞较少，伴随着更大的促纤维化基因表达，这项研究为骨关节炎中整体肌肉质量降低提供了证据。此外，也有研究证明股四头肌无力的原因可能是肥胖者的肌肉过度被脂肪浸润。

3. 肥胖

肥胖是骨关节炎的主要风险因素之一。锻炼和饮食干预相结合是减肥的最好方法。步行是一种推荐和流行的锻炼方式，但步行将肥胖和骨关节炎的生物力学负荷连接起来。肥胖极大地增加了行走中的生物力学负荷，而且这些负荷随着行走速度而增加。因此，快步行走这种锻炼方式会增加肌肉骨骼损伤的风险。有研究比较了肥胖男性和正常体重男性的步幅和关节角度的差异，结果是肥胖男性步行较慢、步幅较宽，且与正常体重男性相比，肥胖男性在站立时可能会更弯曲膝盖。一项研究通过测量肥胖成年人和正常体重成年人的步行速度和下肢关节负荷之间的关系来衡量肥胖是如何影响步态生物力学的，特别是对膝关节负荷的影响。与正常体重的成年人相比，肥胖成年人的绝对地面反作用力（GRF）显著增大，在两组中步行速度较慢时，绝对GRF均显著降低。在每种步行速度下，肥胖者的峰值垂直GRF比正常体重者的高约60%。有研究报道了肥胖成年人站立时膝关节屈曲程度较低，但另一项研究发现肥胖和正常体重受试者的膝关节角度没有显著差异，中度肥胖的成年人虽然体重较大，但行走时关节运动学与正常体重的成年人相似。总之，肥胖显著增加了成年人步行过程中的GRF，但对下肢矢状面运动学没有影响，在较慢的步行速度下，GRF都明显较小，这些结果表明慢步行走可能会降低肥胖成年人肌肉骨骼的损伤风险。在负重运动中,膝关节会承受更高的接触力和剪切力,膝关节的机械负荷在行走过程中大约超过体重的 3 倍,在爬楼梯过程中高达体重的 6 倍。在步行过程中,更大的应力通常发生在内侧间室,因为体重通常会向内侧、向膝关节中心传递。步行阶段的膝关节内收力矩(KAM)是对膝关节内侧间室承受的负荷的一种替代测量。研究表明,KAM 峰值每增加一个单位,胫骨平台内侧间室的骨关节炎进展的风险就增加 6.5 倍。这些结果表明,较高的膝关节负荷和 KAM 是胫骨平台内侧软骨体积丧失的重要危险因素。

4. 机械敏感信号

在软骨细胞中,当机械负荷发生异常时,机械信号被转换成电信号,然后激活炎症相关信号通路,在这个过程中离子通道起着重要作用。细胞内 Ca^{2+} 信号是最早和最基本的细胞对机械刺激的反应之一,它可以影响下游基因表达并启动细胞活动的适应性变化。TRPV4 是软骨细胞中的机械应力感应通道,TRPV4 可以感知微环境中机械应力引起的渗透压变化,并使 Ca^{2+} 流入初级纤毛,从而上调 FaS 相关蛋白和 Caspase-3、Caspase-6、Caspase-7、Caspase-8 的水平,从而触发软骨细胞凋亡。初级纤毛对软骨细胞的机械应力敏感,当软骨细胞受到周期性压缩应力时,原发性纤毛的发生率和长度显著减少。这些变化是软骨细胞对机械应力的反应并调节细胞生理活动。因此,初级纤毛被认为是机械感受器,在生物力学信号转导中发挥着关键作用。作为机械感受器,多种信号受体和离子通道位于初级纤毛中。例如整合素在软骨细胞的初级纤毛上表达,并参与机械信号转导。整合素是细胞表面受体家族的成员,它们提供了将细胞外机械信号从ECM传输到软骨细胞的结构连接。整合素检测ECM中的机械信号,然后激活整合素-FAK-MAPK轴以上调促进骨关节炎的细胞因子,如MMP、ADAMT和IL-6。此外,整合素-纤维蛋白-$\alpha 5\beta 1$轴检测机械信号并增加基质降解酶、MMP-3和MMP-13的表达。综上所述,软骨细胞上存在着一些机械感受器,通过调节机械信号的转导应对机械应力的变化,在骨关节炎中发挥作用。

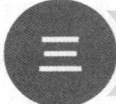

三 微小核糖核酸的调控机制

微小核糖核酸（miRNA）是短的单链非编码RNA，是小型非编码RNA的主要类别，长度为18~25nt，存在于真核细胞中。新的miRNA的产生有几种方式：随机形成内含子的发夹，蛋白质编码序列的倒置复制，以及由带有倒置重复的微型转位因子（TEs）转录产生的不完美的小发夹。由于碱基配对与其靶标完全或不完全互补，miRNA随后抑制或阻断mRNA的翻译，以此调节基因表达。其通常与细胞发育、分化和平衡有关。miRNA表达水平受到精确调节，调控不同组织的生物功能。因此，它们的表达功能障碍是有害的。自1993年发现以来，它们已被认为是许多细胞过程中的主调控因子。

从生物学角度来说，可以将miRNA视为细胞通信的一部分。简单来说，miRNA的作用是减少含有与miRNA互补的序列片段的mRNA的表达。大约52%的人类miRNA位于基因间区域，40%位于基因的内含子区域，8%是外含子。它们由发夹状前体构成，这些前体与RNA诱导的沉默复合物（RISC）中的相应靶mRNA进行碱基配对。通过与目标mRNA的3′非翻译区结合，引起mRNA的翻译抑制或降解，在基因调控中发挥

第三章 发病机制

着重要作用。

  miRNA 的作用是作为序列特异性指导，将功能性核糖核蛋白复合物（RNP）导向目标 RNA。当目标是一个编码蛋白质的 mRNA 时，miRNA 结合的最可能结果是减少目标蛋白质的表达而不是沉默表达，是非常细微的降低蛋白质水平的效果。这可以通过将多个 miRNA 结合到一个目标上，或通过在同一途径中靶向多个蛋白质来放大。当目标是一个非编码 RNA 时，miRNA 的结合可以对目标 RNA 的表达产生负面影响。同样，非编码 RNA 可以与初级 miRNA 结合，积极或消极地影响成熟 miRNA 的加工和表达。miRNA 本身的表达在转录、处理和功能层面上受到许多参与者的影响。目标 RNA 的表达同样在许多层面上受到 miRNA 的调节，例如表观遗传效应、启动子调节、RNA 的处理和稳定性、翻译。可以将 miRNA 功能概念化为细胞内的"对话"，其首先在 miRNA 和编码蛋白质的 mRNA 之间被注意到，但现在认为这种"对话"是在 miRNA 和许多其他类型的 RNA 之间进行的。如果可以利用 miRNA 来引导细胞间的"对话"，达到远离疾病的目的，将是我们所期待的美好愿景。

  一些 miRNA 的表达在人类骨关节炎软骨细胞中明显上调或下调。一项研究筛选发现，17 个 miRNA 在正常与晚期骨关节炎软骨中的表达变化为 4 倍或以上。另一项独立研究显示，16 个 miRNA 的特征区分了正常和骨关节炎软骨组织，与正常对照组相比，骨关节炎软骨组织中有 9 个 miRNA 明显上调，7 个 miRNA 下调。此外，一项用特定的 miRNA 或其靶向的 LNA

（锁定核酸）抑制剂进行的过度表达实验表明 miR-9 与 MMP-13 的调控有关，miR-9、miR-98 和 miR-146 对 TNF-α 有调节作用。miR-9 在骨关节炎软骨细胞中下调，通过靶向软骨细胞抑制因子原生成蛋白来防止软骨细胞凋亡。骨关节炎软骨的蛋白质组学分析发现有几个 miRNA-靶基因对可能参与软骨的平衡和结构（miR-140-ADAMTS5、miR-483-ACAN、miR-509-Sox9、miR-223-GDF5）、生物力学（miR-25-ITGA5）、细胞凋亡（miR-373-CASP6、miR-210-CASP10）以及脂质代谢（miR-22-PPAR、miR-22-BMP7、miR-29a-LEP）。对选定的 miRNA 基因对进行的功能实验，验证了 miR-22 分别在 RNA 和蛋白水平上调节 BMP-7 和 PPAR-α。此外，强制 miR-22 表达或 siRNA 对 PPAR-α 或 BMP7 的抑制会导致 IL-1β 和 MMP-13 蛋白水平的增加，而抑制骨关节炎软骨细胞中的内源性 miR-22 会提高 PPAR-α 和 BMP7，同时抑制 IL-1β 和 MMP-13。因此，miR-22 的上调在关节中诱导炎症和分解代谢变化。miR-223 也在骨关节炎中上调，与过氧化物酶体调节、软骨细胞凋亡相关。一项研究表明，骨髓间充质干细胞（BMSC）的分化程度与 miRNA-485-5P 水平成反比，而软骨表面炎症因子（包括 IL 和 TNF）的表达显著增强。当 miRNA-485-5P 被抑制时则观察到相反的情况。miRNA-485-5P 可能是通过促进炎症因子分泌和作用于 BMSC 在骨关节炎中发挥作用，通过抑制它们分化为成软骨表型。最近发现了 miR-2861 在成骨细胞中高表达，通过增加 RunT 相关转录因子 5（Runx5）的乙酰化来抑制组蛋白去乙酰化酶2（Hdac2），从而促进成骨分化。miR-29、miR-141、miR-200a、miR-206、miR-210和miR-2861也被确定为成骨细胞生成的调节因子。因为肥胖也与软骨细胞的慢性炎症有关，胆固醇合成和外排失调也可能导致骨关节炎，miR-33a就可以调节胆固醇合成相关基因。miR-26a抑制脂肪酸诱导的NF-κB活化，并且这种miRNA在骨关节炎患者中下调，为NF-κB的高水平表达提供了解释。

滑液中特定的miRNA可作为软骨疾病的新型生物标志物。与健康人群相比，骨关节炎患者的滑液中miR-16、miR-132、miR-146a和miR-223的浓度降低。然而，这些miRNA在骨关节炎软骨中的特征与滑液中的特征不同，例如miR-16和miR-223在骨关节炎软骨中是上调的，可能代表疾病活动的组织特异性差异。一项研究表明，miR-210在滑液中的水平变化，因为它们在早期骨关节炎中增加，所以可能是潜在的诊断生物标志物。miR-210靶向激活素A受体1B型（AcvR1b）基因，因此miR-210可能通过抑制AcvR1b来抑制TGF-β/激活素信号通路，从而正向调节成骨细胞分化。还有一些miRNA可以调节软骨细胞的凋亡，例如miR-34a。也有研究表明特定的miRNA可能影响关节软骨机械传导。靶向p27Kip1细胞周期蛋白依赖性激酶抑制剂的miR-222在膝关节前部承重区软骨中上调，并且其表达水平比在后部非承重区软骨中高，这表明miR-222可能有助于增强机械压力关节软骨浅层区的软骨细胞增殖。

miRNA靶向骨关节炎病理过程中的关键信号传导介质。例如，miRNA-29 家族靶向 NF-kB、Smad 和 Wnt。骨关节炎软骨细胞中上调的许多 miRNA 也是软骨形成的重要调节因子，例如骨关节炎中 miR-16-5P 和 miR-337 靶向 TGF-β 信号通路中的成员 Smad3 和 TGF-β R2。miR-138 通过直接靶向转录因子 Sp-2 和 HIF-1α 来抑制软骨细胞中的 COL1A2。miR-138 由于在去分化软骨细胞中高表达，可能是未来治疗应用的潜在靶标。其他 miRNA，如 miR-101、miR-675 和 miR200a 可能靶向软骨细胞中的 SOX9 和 COL2A1，抑制这些 miRNA 可能会增强软骨形成，对软骨有保护作用。

四 代谢紊乱

糖代谢、脂代谢、骨代谢以及其他多元代谢紊乱，借由诸多复杂且精妙的途径，对关节软骨、滑膜、骨组织等关节构成要素产生显著影响，深度介入了骨关节炎的病理生理进程。深度洞悉代谢紊乱于骨关节炎发病机制中的作用，能够为骨关节疾病的精准诊断、高效治疗以及科学预防开拓全新的靶点与思路，助力医学领域对骨关节炎的攻克取得突破性进展。

1. 糖代谢紊乱在骨关节炎中的作用

糖尿病作为一种典型的糖代谢紊乱病症，在全球范围内广泛流行且发病率呈上升趋势。大量研究数据表明，糖尿病患者罹患骨关节炎的风险较非糖尿病群体的显著升高。在高血糖的病理状态下，晚期糖基化终末产物（advanced glycation end products，AGEs）的生成量大幅增多。AGEs 能够与细胞外基质中的关键成分，如胶原蛋白、弹性蛋白等发生共价结合，这种结合会对这些蛋白的空间结构与生物学功能造成不可逆的改变。在关节软骨中，胶原蛋白和弹性蛋白结构与功能的异常，直接导致软骨基质的降解速率加快、稳定性降低，进而引发软骨基质的破坏。与此同时，AGEs 可通过与细胞表面特异性受体（RAGE）相结合，启动细胞内一系列级联信号转导通路。其中，核因子 κB（NF-κB）信号通路被激活后，会促使细胞内一系列炎症相关基因的转录与表达上调。肿瘤坏死因子 -α（TNF-α）、白细胞介素 -1 等促炎细胞因子的合成与分泌显著增加，这些炎症因子会进一步加剧关节内的炎症微环境，诱导滑膜细胞增生、血管扩张以及炎症细胞浸润，对关节软骨和其他组织造成持续性损伤。

再者，高血糖状态会对软骨细胞的正常代谢和功能产生深远影响。软骨细胞在高血糖环境下，其合成蛋白聚糖和胶原蛋白的关键代谢途径受到抑制，导致细胞外基质的合成减少。同时，高血糖还会激活软骨细胞内的凋亡相关信号通路，促使软骨细胞凋亡程序启动，软骨细胞数量减少。软骨细胞作为维持关节软骨稳态的核心细胞，其数量减少和功能受损，无疑会加速骨关节炎的病情进展。

2. 脂代谢紊乱在骨关节炎中的作用

高脂血症是临床常见的脂代谢紊乱病症，其特征为血液中脂质成分，如胆固醇、甘油三酯等水平异常升高。近年来的研究充分揭示了高脂血症与骨关节炎的发生发展之间存在着紧密且复杂的关联。高脂血症会致使血液中游离脂肪酸（free fatty acids，FFA）水平显著升高，FFA 作为一类具有生物活性的脂质分子，能够通过多种机制对关节软骨细胞产生不利影响。

一方面，FFA可直接穿透软骨细胞膜，进入细胞内部，干扰细胞内正常的代谢途径和信号转导过程。研究发现，FFA能够抑制软骨细胞的增殖活性，阻碍软骨细胞向成熟表型分化，同时还会诱导软骨细胞凋亡程序的激活，导致软骨细胞数量减少。另一方面，FFA可作为信号分子，激活细胞内的炎症信号通路，其中NF-κB信号通路在这一过程中发挥着关键作用。被激活的NF-κB信号通路会促使一系列炎症因子基因的转录激活，如TNF-α、IL-1、IL-6等促炎细胞因子的合成与分泌显著增加，进而加重关节内的炎症反应，破坏关节软骨的正常结构和功能。

此外，高脂血症还会对滑膜细胞的功能产生不良影响。滑膜细胞在FFA的刺激下，会发生形态和功能的改变，表现为滑膜细胞增生、炎症介质分泌增加以及血管翳形成。血管翳是一种富含血管和炎症细胞的组织，它会侵入关节软骨和骨组织，通过释放多种蛋白水解酶和炎症介质，对关节软骨和骨组织进行侵蚀和破坏，进一步加剧骨关节炎的病情。

3. 骨代谢紊乱在骨关节炎中的作用

骨质疏松症和骨关节炎同为临床常见的骨关节疾病，二者在发病机制和疾病进程中存在着密切的关联。骨质疏松症以骨量减少、骨小梁稀疏、骨皮质变薄等骨结构破坏为主要特征。骨质疏松症患者由于骨量的持续丢失和骨结构的进行性破坏，其关节周围骨骼的力学性能发生显著改变。关节在承受正常生理负荷时，由于骨组织的承载能力下降，关节软骨所承受的压力相对增加，导致关节软骨的磨损加速。长期高负荷磨损会促使关节软骨出现退变、皲裂、溃疡等病理改变，进而加速骨关节炎的发展。

反之，骨关节炎患者在疾病发展过程中，关节软骨的损伤和破坏会引发局部炎症反应。炎症微环境中产生的多种炎症因子，如 TNF-α、IL-1、IL-6 等，会对破骨细胞和成骨细胞的功能产生显著影响，导致骨代谢紊乱。TNF-α 等炎症因子能够促进破骨细胞前体细胞的增殖、分化和活化，使其转化为成熟的破骨细胞，增强破骨细胞的骨吸收功能。同时，这些炎症因子会抑制成骨细胞的活性，减少成骨细胞的数量，降低成骨细胞合成和分泌骨基质的能力，导致骨形成减少。这种骨吸收增加和骨形成减少的不平衡状态，会进一步加重相应病情，形成骨关节炎与骨质疏松症相互作用、恶性循环的病理过程。

4. 其他代谢紊乱在骨关节炎中的作用

维生素 D 在人体钙磷代谢和骨健康维持方面发挥着至关重要的作用。维生素 D 代谢紊乱主要表现为维生素 D 缺乏或不足，这在全球范围内较为普遍，尤其是在日照不足、饮食结构不合理以及老年人等特定人群中更为常见。维生素 D 代谢紊乱会导致肠道对钙的主动转运过程受到抑制，钙吸收效率显著降低，进而引起血钙水平下降。血钙水平的降低会刺激甲状旁腺分泌甲状旁腺激素（parathyroid hormone，PTH）增加。PTH 具有促进骨吸收的作用，它能够作用于破骨细胞，增强破骨细胞的活性，促进骨组织中的钙释放进入血液，以维持血钙相对稳定。

在骨关节炎患者中，维生素 D 缺乏与关节疼痛、功能障碍以及软骨退变存在着密切关联。维生素 D 可通过其受体（vitamin D receptor，VDR）介导多种生物学效应。在关节软骨细胞中，维生素 D 能够调节软骨细胞的代谢功能，促进软骨细胞合成胶原蛋白和蛋白聚糖等细胞外基质成分，维持软骨细胞的正常表型和功能。维生素 D 缺乏时，软骨细胞的合成代谢功能受到抑制，软骨基质的合成减少，同时软骨细胞对机械应力的耐受性降低，更容易发生软骨退变。此外，维生素 D 还具有一定的免疫调节作用，能够抑制炎症细胞的活化和炎症因子的分泌，减轻关节内的炎症反应。维生素 D 缺乏会削弱机体的免疫调节功能，导致关节内炎症反应加剧，进一步促使骨关节炎恶化。

五 遗传因素

目前，已发现多种与骨关节炎相关的基因，其中 COL2A1 和 COMP 基因较为典型。COL2A1 基因编码 II 型胶原蛋白，II 型胶原蛋白是关节软骨细胞外基质的主要成分之一，对维持关节软骨的结构和功能起着关键作用。COL2A1 基因的突变可导致 II 型胶原蛋白结构和功能异常。常见的突变类型包括点突变、缺失突变等。点突变可能改变胶原蛋白分子中氨基酸的组成，影响胶原蛋白分子的螺旋结构稳定性。缺失突变则可能导致胶原蛋白链的截断或缺失，使胶原蛋白无法正常组装成纤维结构。这些突变会使关节软骨的力学性能下降，软骨细胞对机械应力的耐受性降低，容易发生软骨退变，进而增加骨关节炎的发病风险。研究表明，一些家族性骨关节炎患者中存在 COL2A1 基因的突变，这些患者往往发病年龄较早，病情进展较快。

COMP 基因编码软骨寡聚基质蛋白，该蛋白在关节软骨细胞外基质中发挥着重要作用，参与胶原蛋白纤维的组装和稳定。COMP 基因的突变同样会影响软骨寡聚基质蛋白的结构和功能。突变后的软骨寡聚基质蛋白可能无法正常与胶原蛋白等基质成分相互作用，导致关节软骨基质的结构紊乱。此外，COMP 基因的突变还可能影响软骨细胞的增殖、分化和代谢功能。在一些早发性骨关节炎患者中，检测到 COMP 基因的突变，这表明 COMP 基因与骨关节炎的发生密切相关。

1. 基因多态性与骨关节炎的易感性关联

基因多态性是指在人群中，同一基因位点上存在两种或两种以上的等位基因，且其频率大于 1%。许多基因的多态性与骨关节炎的易感性相关。以 VDR 基因多态性为例，VDR 基因存在多个单核苷酸多态性（SNP）位点，如 FokI、BsmI、TaqI 等。研究发现，VDR 基因的 FokI 多态性与骨关节炎的发病风险有关。FokI 位点的 TT 基因型个体相较于 FF 基因型个体，可能具有更高的骨关节炎发病风险。其机制可能与 VDR 基因的表达水平以及维生素 D 的代谢和功能有关。维生素 D 在调节钙磷代谢、维持骨骼健康方面具有重要作用，VDR 基因多态性可能影响维生素 D 受体的结构和功能，进而影响维生素 D 的信号转导，最终影响骨关节炎的发生发展。

另一个与骨关节炎易感性相关的基因多态性是 MMP-3 基因多态性。MMP-3 基因启动子区域的 5A/6A 多态性影响 MMP-3 的表达水平。5A 等位基因相较于 6A 等位基因，能够使 MMP-3 基因的转录活性增强，导致 MMP-3 表达增加。MMP-3 是一种重要的分解代谢酶，能够降解关节软骨基质中的多种成分。因此，MMP-3 基因 5A/6A 多态性可能通过影响 MMP-3 的表达，调节关节软骨基质的代谢平衡，影响骨关节炎的易感性。

携带 5A/6A 基因型的个体可能具有更高的骨关节炎发病风险。

2. 遗传与环境因素的交互作用

  遗传因素与环境因素在骨关节炎的发病中存在着复杂的交互作用。遗传因素决定了个体对骨关节炎的易感性，而环境因素则可能触发或加重疾病的发生发展。以肥胖为例，肥胖是骨关节炎的重要环境危险因素之一，而遗传因素可能影响个体对肥胖的易感性。一些研究表明，具有特定基因多态性的个体，在高热量饮食、缺乏运动等环境因素的作用下，更易发生肥胖，进而增加骨关节炎的发病风险。例如，脂联素基因多态性与肥胖和骨关节炎的关系密切。脂联素是一种由脂肪组织分泌的蛋白质，具有调节能量代谢、抗炎等多种生物学功能。脂联素基因的某些多态性可能影响脂联素的表达水平和功能，使得携带这些多态性的个体在肥胖环境下，更容易发生炎症反应和关节软骨退变，从而增加骨关节炎的发病风险。

  运动损伤也是骨关节炎的常见环境因素，而遗传因素可能影响个体在运动损伤后关节的修复能力。一些基因多态性可能影响软骨细胞、成骨细胞等细胞的功能，进而影响关节组织在损伤后的修复和重塑过程。例如，TGF-β 基因多态性可能影响 TGF-β 的表达和信号转导，TGF-β 在组织修复和再生中发挥着重要作用。携带某些 TGF-β 基因多态性的个体，在运动损伤后，关节组织的修复能力可能较弱，更容易发展为骨关节炎。

第四章
临床表现

一 症状

1. 关节疼痛

关节疼痛是骨关节炎最为突出的症状，其疼痛特点在不同患者以及不同关节间存在显著差异。

从疼痛部位来看，膝关节作为人体最易受累的关节之一，疼痛常集中在膝关节的内侧、髌骨关节区域。患者在进行上下楼梯活动时，在膝关节的屈伸过程中，其髌骨关节面以及内侧半月板承受的压力显著增加，导致疼痛加剧。这是因为，膝关节在上下楼梯时需承受身体的重力以及额外的冲击力，关节软骨和半月板的磨损也相应增大。髋关节骨关节炎患者的疼痛多发生在腹股沟区，这是由于髋关节的解剖结构特点，当关节软骨发生退变、骨质增生等病变时，炎症刺激周围的神经末梢，导致腹股沟区出现疼痛。部分患者还可能伴有大腿内侧、臀部，甚至膝关节的牵涉痛。手部骨关节炎常见于远端指间关节和近端指间关节，疼痛主要局限于关节部位，可伴有局部的压痛和肿胀。

疼痛性质方面，骨关节炎的疼痛多为钝痛，呈持续性或间歇性发作。早期疼痛程度相对较轻，可能仅在长时间行走、剧烈运动或劳累后出现，休息后可缓解。随着病情进展，疼痛逐渐加重，可持续存在，甚至在夜间睡眠时也会因疼痛而醒来。在病情严重阶段，关节疼痛可能转变为刺痛或灼痛，这往往提示关节软骨已经严重磨损，骨质增生刺激周围组织，或伴有炎症反应的加剧。

疼痛程度可通过多种方法进行评估，常用的有视觉模拟评分法（VAS）、数字评分法（NRS）等。轻度疼痛时，患者可能仅感觉关节轻微不适，对日常活动影响较小，VAS评分一般在1~3分。中度疼痛时，患者会感到明显疼痛，活动时疼痛加剧，对日常生活产生一定影响，如行走距离缩短、上下楼梯困难等，VAS评分在4~6分。重度疼痛时，患者疼痛难忍，严重影响日常生活，甚至无法进行基本的自理活动，VAS评分在7~10分。

发作时间上，骨关节炎疼痛常在晨起或长时间休息后加重，活动后可稍有缓解，但随着活动量增加，疼痛又会再次加剧。这是因为，在休息时关节周围的肌肉处于松弛状态，关节内压力分布不均，炎症介质在局部积聚，导致疼痛加重；而活动初期，关节活动促进了血液循环，带走了部分炎症介质，同时肌肉收缩增强了关节的稳定性，从而使疼痛有所缓解；但过度活动会进一步加重关节软骨的磨损和炎症反应，导致疼痛再次加剧。疼痛的发作还可能与天气变化有关，在寒冷、潮湿的环境下，关节疼痛往往会更加明显。这可能是由于寒冷刺激导致关节周围血管收缩，血液循环减慢，炎症介质清除减少，同时寒冷还可能直接刺激神经末梢，增加疼痛敏感性。

疼痛诱因方面，除上述的运动、劳累、天气变化等因素外，外伤也是常见的诱因之一。轻微的关节扭伤、拉伤等外伤，可能会加重原本已存在的关节软骨损伤，引发或加重疼痛。此外，体重增加也会使关节承受的压力增大，尤其是膝关节、髋关节等负重关节，从而诱发或加重关节疼痛。研究表明，体重每增加1千克，膝关节在行走时所承受的额外压力会增加4~5千克。

2. 关节僵硬

关节僵硬是骨关节炎的另一种常见症状，多在晨起或长时间休息后出现。患者常感觉关节活动不灵活，有明显的"发紧感"。膝关节僵硬时，患者在早晨起床后，通过缓慢活动膝关节数分钟甚至半小时以上，才能逐渐缓解僵硬感，恢复正常的关节活动度。髋关节僵硬时，患者在久坐后起身，会感到髋关节活动受限，需要缓慢活动髋关节，才能逐渐改善僵硬状态。手部关节僵硬在晨起时也较为明显，患者可能会感觉手指关节难以握拳或伸直，需要通过活动手指关节来缓解。

关节僵硬的持续时间与病情严重程度密切相关。在骨关节炎早期，关节僵硬持续时间较短，一般在数分钟至十几分钟内，通过简单的关节活动即可缓解。这是因为，早期关节软骨退变和炎症反应相对较轻，关节内渗出物较少，关节周围组织的粘连也不明显。随着病情进展，关节僵硬持续时间逐渐延长，在病情严重阶段，关节僵硬可能持续数小时，甚至在活动后也难以完全缓解。这是由于关节软骨严重磨损，关节间隙变窄，骨质增生明显，关节内炎症反应加剧，关节周围组织出现粘连、挛缩，关节活动受限加重。

3. 关节肿胀

关节肿胀在骨关节炎患者中也较为常见，其原因主要包括关节积液和骨质增生。关节积液是关节内炎症反应导致滑膜分泌增多，吸收减少，使得关节腔内液体增多。膝关节积液时，患者可明显观察到膝关节肿胀，髌上囊处饱满，浮髌试验阳性。通过触诊，可感觉到关节囊张力增高，有波动感。髋关节积液时，由于髋关节位置较深，肿胀可能不太明显，但患者会感到髋关节周围胀痛，活动时疼痛加重。通过超声检查或磁共振成像（MRI）检查，可准确判断髋关节积液的量和程度。

骨质增生导致的关节肿胀，主要表现为关节边缘出现骨性隆起。以膝关节为例，在膝关节内外侧间隙处，可摸到骨质增生形成的骨赘，质地坚硬。手部关节的骨质增生，如 Heberden 结节和 Bouchard 结节，表现为关节背侧的骨性结节，可伴有局部压痛。

关节肿胀与炎症活动密切相关。在骨关节炎的炎症活动期，滑膜充血、水肿，分泌大量炎症介质，导致关节积液增多，关节肿胀明显。此时，患者关节疼痛也较为剧烈，关节活动受限加重。随着炎症逐渐消退，关节积液减少，关节肿胀也会相应减轻。但骨质增生一旦形成，一般不会自行消退，会持续存在，导致关节肿胀长期存在，且可能随着病情进展而逐渐加重。

4. 关节活动障碍

关节活动障碍是骨关节炎发展到一定阶段的必然表现，严重影响患者的日常生活。关节活动范围减小是常见的表现之一，以膝关节为例，正常膝关节的屈伸活动范围一般在 0~135°，在骨关节炎患者中，由于关节软骨磨损、骨质增生、关节间隙变窄等，膝关节的屈伸活动范围会逐渐减小。早期可能仅表现为膝关节伸直或屈曲到一定程度时出现疼痛，活动范围稍有受限。随着病情加重，膝关节屈伸活动范围明显减小，患者可能无法完全伸直或屈曲膝关节，严重影响行走、上下楼梯等日常活动。

关节卡顿也是骨关节炎的常见症状，患者在活动关节时，会突然感觉关节被"卡住"，无法正常活动，经过轻微晃动或调整姿势后，关节又可恢复活动。这是由于关节内存在游离体，如软骨碎片、骨质增生形成的小骨块等，这些游离体在关节活动时，会卡在关节面之间，导致关节卡顿。关节弹响在骨关节炎患者中也较为常见，可分为生理性弹响和病理性弹响。生理性弹响一般不伴有疼痛或其他不适症状，多在关节突然活动时出现，是由关节腔内气体逸出或关节周围软组织摩擦引起的。而病理性弹响则常伴有疼痛、肿胀等症状，是由于关节软骨磨损、半月板损伤、滑膜增生等使关节面不平整,在关节活动时,关节面之间相互摩擦、碰撞产生的。

关节活动障碍对患者日常生活产生诸多不利影响。在行走方面,患者可能行走速度减慢,步幅减小,行走距离缩短,甚至需要借助拐杖、轮椅等辅助器具才能行动。上下楼梯对膝骨关节炎患者来说更是困难,膝关节需要承受更大的压力,疼痛和活动障碍会更加明显。在日常生活自理方面,如穿衣、洗漱、如厕等,患者可能因关节活动受限而难以完成,需要他人帮助。这不仅给患者的生活带来极大不便,还会对患者的心理造成负面影响,导致患者出现焦虑、抑郁等情绪。

二 体征

1. 关节压痛部位与病变部位关系

关节压痛是骨关节炎的重要体征之一,仔细检查关节压痛部位,有助于判断病变部位。以膝关节为例,膝关节内侧间隙压痛常见于内侧半月板损伤、内侧副韧带损伤以及内侧关节软骨退变。这是因为,膝关节在日常活动中,内侧间室承受的压力较大,容易发生损伤和退变。当患者存在内侧半月板损伤时,在膝关节内侧间隙的特定部位,可触及明显压痛,且在膝关节屈伸和旋转活动时,压痛可能会加重。内侧副韧带损伤时,在膝关节内侧副韧带附着点处,可出现压痛,膝关节外翻应力试验时,压痛也会加剧。内侧关节软骨退变时,膝关节内侧间隙广泛压痛,尤其是在负重情况下,压痛更为明显。

膝关节外侧间隙压痛常见于外侧半月板损伤、外侧副韧带损伤以及外侧关节软骨退变。外侧半月板损伤时,在膝关节外侧间隙可找到压痛部位,且在膝关节屈伸和旋转活动过程中,压痛会随着损伤部位的受力变化而改变。外侧副韧带损伤时,在膝关节外侧副韧带附着点处有压痛,膝关节内翻应力试验时,压痛加重。外侧关节软骨退变时，膝关节外侧间隙压痛，活动时疼痛可能会加重。

髌骨关节压痛常见于髌骨关节软骨软化症、髌骨关节炎等。在髌骨周围，尤其是髌骨下缘、内缘和外缘，有压痛。患者在进行髌骨研磨试验时，即按压髌骨并上下、左右推动髌骨，可诱发髌骨关节疼痛，压痛明显。

髋关节压痛多位于腹股沟中点下方，此处是髋关节的前方，当髋关节发生骨关节炎时，关节软骨退变、骨质增生等病变会导致该部位出现压痛。在进行髋关节内旋、外旋、屈曲等活动时，压痛可能会因病变部位的受力变化而加重。

手部关节压痛在远端指间关节和近端指间关节较为常见，压痛部位多位于关节的背侧和侧面。当存在 Heberden 结节或 Bouchard 结节时，结节部位压痛明显，且在手指活动时，压痛可能会加剧。

2. 关节畸形外观特点及临床意义

（1）膝内翻与膝外翻畸形

膝内翻，俗称"O型腿"，在骨关节炎患者中较为常见，尤其是膝关节内侧间室骨关节炎患者。其外观特点为双侧下肢自然伸直或站立时，两足内踝能相碰，而两膝不能靠拢，两膝之间形成一个向外的弧形间隙。膝内翻的形成机制主要与膝关节内侧间室软骨磨损、骨质增生以及内侧副韧带松弛有关。在膝骨关节炎的发展过程中，由于膝关节内侧间室承受的压力较大，内侧关节软骨逐渐磨损变薄，甚至消失，导致内侧关节间隙变窄。同时，内侧软骨下骨因长期受力刺激，发生骨质增生。随着病情进展，内侧副韧带也会因长期处于紧张状态而逐渐松弛。这些因素共同作用，使得膝关节的力学结构发生改变，胫骨相对股骨向内旋转，从而形成膝内翻畸形。

膝外翻，又称"X型腿"，相对膝内翻较为少见，常见于膝关节外侧间室骨关节炎患者。其外观特点为双侧下肢自然伸直或站立时，两膝能相碰，而两足内踝不能靠拢，两足之间形成一个向内的弧形间隙。膝外翻的形成机制与膝内翻类似，主要是由于膝关节外侧间室软骨磨损、骨质增生以及外侧副韧带松弛。膝关节外侧间室软骨磨损导致外侧关节间隙变窄，外侧软骨下骨骨质增生，外侧副韧带松弛，使得胫骨相对股骨向外旋转，形成膝外翻畸形。

膝内翻和膝外翻不仅会影响患者的外观，还会进一步加重膝关节的受力不均，加速关节软骨的磨损和骨关节炎的发展。同时，还会导致患者行走时步态异常，增加摔倒的风险，严重影响患者的生活质量。

（2）Heberden结节与Bouchard结节

Heberden结节是指手部远端指间关节背侧出现的骨性结节，多为双侧对称性分布。结节一般质地坚硬，初期可能伴有轻度压痛，随着病情进展，压痛可能会减轻。Heberden结节的形成机制主要与远端指间关节软骨退变、骨质增生有关。在骨关节炎的发展过程中，远端指间关节软骨逐渐磨损，软骨下骨发生反应性增生，形成骨性结节。Heberden 结节是手部骨关节炎的典型表现之一，具有重要的临床诊断意义。

Bouchard 结节是指手部近端指间关节背侧出现的骨性结节，同样多为双侧对称性分布。其外观特点和质地与 Heberden 结节相似，但位置不同。Bouchard 结节的形成机制也与近端指间关节软骨退变、骨质增生密切相关。与 Heberden 结节一样，Bouchard 结节也是手部骨关节炎的重要特征，对诊断手部骨关节炎具有重要参考价值。

3. 关节活动度检查方法、正常范围及骨关节炎患者异常表现

（1）检查方法

膝关节活动度检查主要包括屈伸活动度和旋转活动度检查。屈伸活动度检查时，患者取仰卧位，下肢伸直，检查者一手握住患者大腿下端，固定股骨，另一手握住患者小腿下端，缓慢屈曲膝关节，记录膝关节屈曲的最大角度，正常膝关节屈曲角度一般在 135° 左右。然后，将膝关节缓慢伸直，记录伸直的角度，正常膝关节伸直角度为 0。旋转活动度检查时，患者取仰卧位，膝关节屈曲 90°，小腿自然下垂，检查者一手握住患者大腿下端，固定股骨，另一手握住患者小腿下端，向内、向外旋转小腿，记录膝关节内旋和外旋的角度，正常膝关节内旋角度为 10°~15°，外旋角度为 20°~30°。

髋关节活动度检查包括屈曲、伸展、内收、外展、内旋

和外旋活动度检查。屈曲活动度检查时，患者取仰卧位，检查者一手握住患者小腿下端，将膝关节屈曲，然后向上抬起大腿，记录髋关节屈曲的最大角度，正常髋关节屈曲角度可达120°~130°。伸展活动度检查时，患者取俯卧位，检查者一手固定患者骨盆，另一手握住患者大腿下端，将大腿向后抬起，记录髋关节伸展的角度，正常髋关节伸展角度为10°~20°。内收和外展活动度检查时，患者取仰卧位，下肢伸直，检查者一手固定患者骨盆，另一手握住患者小腿下端，将下肢向内侧或外侧摆动，记录髋关节内收和外展的角度，正常髋关节内收角度为20°~30°，外展角度为30°~45°。检查内旋和外旋活动度时，患者取仰卧位，膝关节屈曲90°，小腿自然下垂，检查者一手握住患者大腿下端，固定股骨，另一手握住患者小腿下端，向内、向外旋转小腿，记录髋关节内旋和外旋的角度，正常髋关节内旋角度为40°~50°，外旋角度为30°~40°。

手部关节活动度检查主要包括掌指关节和指间关节的屈伸活动度检查。掌指关节屈曲活动度检查时，患者握拳，检查者观察掌指关节屈曲的程度，正常掌指关节屈曲角度可达90°。伸直活动度检查时，患者将手指伸直，检查者观察掌指关节伸直的情况，正常掌指关节伸直角度为0。指间关节屈曲活动度检查时，患者屈曲手指，检查者分别记录近端指间关节和远端指间关节屈曲的角度，正常近端指间关节屈曲角度为100°~110°，远端指间关节屈曲角度为80°~90°。伸直活动度检查时，患者伸直手指，检查者观察指间关节伸直的情况，正常指间关节伸直角度为0。

（2）正常范围

膝关节屈伸活动度正常范围为0~135°，旋转活动度内旋为10°~15°，外旋为20°~30°。髋关节屈曲活动度正常范围为120°~130°，伸展活动度为10°~20°，内收活动度为20°~30°，外展活动度为30°~45°，内旋活动度为40°~50°，外旋活动度为30°~40°。手部掌指关节屈曲活动度正常范围为0~90°，伸直活动度为0。近端指间关节屈曲活动度正常范围为100°~110°，伸直活动度为0。远端指间关节屈曲活动度正常范围为80°~90°，伸直活动度为0。

（3）骨关节炎患者异常表现

在骨关节炎患者中，关节活动度会出现显著异常。以膝关节为例，由于关节软骨磨损、骨质增生、关节间隙变窄以及关节周围组织粘连等病理改变，膝关节屈伸活动度会明显减小。早期可能仅表现为膝关节伸直或屈曲到一定程度时出现疼痛，活动范围稍有受限。随着病情进展，膝关节可能无法完全伸直，屈曲角度也会大幅减小，严重影响行走、上下楼梯等日常活动。在旋转活动度方面，由于关节结构的破坏和力学环境的改变，膝关节内旋和外旋活动度也会减小，患者在进行扭转动作时会感到困难和疼痛。

髋关节骨关节炎患者，髋关节的屈曲、伸展、内收、外展、内旋和外旋活动度均可能受到不同程度的影响。患者可能表现为髋关节屈曲受限，无法像正常人一样完成下蹲等动作。伸展活动度减小，导致患者行走时步幅变小。内收和外展活动度受限，会影响患者的行走稳定性。内旋和外旋活动度减小，使得患者在进行髋关节旋转相关动作时，如转身、盘腿等，会出现明显的疼痛和活动障碍。

手部骨关节炎患者，掌指关节和指间关节的屈伸活动也会出现异常。掌指关节可能无法完全屈曲或伸直，导致握拳和伸指困难。近端指间关节和远端指间关节的屈曲和伸直活动度也会减小，患者在进行手部精细动作，如系鞋带、拿筷子等时，会感到明显不便。

4. 关节摩擦感（音）检查方法及与关节软骨磨损关系

关节摩擦感（音）是骨关节炎患者常见的体征之一。其产生主要与关节软骨磨损、骨质增生以及滑膜病变等因素有关。在骨关节炎病程中，关节软骨逐渐磨损变薄，关节面变得不平整。当关节活动时，不平整的关节面相互摩擦、碰撞，就会产生摩擦感（音）。同时，骨质增生形成的骨赘也会在关节活动时与周围组织摩擦，进一步加重摩擦感（音）。此外，滑膜炎症导致滑膜增生、肥厚，滑膜组织与关节软骨、骨赘等结构之间的摩擦也会产生摩擦感（音）。

检查关节摩擦感（音）时，以膝关节为例，检查者一手握住患者膝关节上方，固定股骨，另一手握住膝关节下方，缓慢屈伸膝关节，同时仔细感受和倾听关节内是否有摩擦感（音）。

在检查过程中，可让患者主动屈伸膝关节，以更好地诱发摩擦感（音）。对于髋关节，检查者可一手固定患者骨盆，另一手握住患者大腿，进行髋关节的屈伸、旋转等活动，感受和倾听关节内的摩擦感（音）。手部关节检查时，检查者可握住患者手指关节，进行屈伸活动，感知关节内的摩擦感（音）。

关节摩擦感（音）与关节软骨磨损密切相关。一般来说，关节摩擦感（音）越明显，提示关节软骨磨损越严重。在骨关节炎早期，关节软骨磨损较轻，可能仅在关节活动时出现轻微的摩擦感（音）。随着病情进展，关节软骨磨损逐渐加重，关节面变得更加不平整，摩擦感（音）会变得更加明显。检查关节摩擦感（音），结合其他临床表现和检查结果，有助于判断骨关节炎的病情严重程度。同时，关节摩擦感（音）也是评估骨关节炎治疗效果的重要指标之一。在治疗过程中，若关节摩擦感（音）减轻，可能提示关节软骨磨损得到一定程度的控制，治疗有效。

第五章
辅助检查

一 影像学检查

1. X 线检查

（1）投照体位选择

在骨关节炎的 X 线检查中，精准选择投照体位至关重要。正位投照是最基础且常用的体位。以膝关节为例，患者取仰卧位，下肢伸直，将膝关节置于 X 光片盒中心，X 射线垂直穿过膝关节，可清晰显示膝关节的内外侧关节间隙、股骨髁、胫骨平台以及髌骨的大致形态。正位片能初步观察关节间隙是否存在狭窄、骨质增生的部位以及程度等情况。对于髋关节，患者仰卧于检查床上，双下肢伸直并稍内旋，X 射线对准髋关节中心，正位片可展示髋臼、股骨头、股骨颈以及髋关节间隙等结构，有助于发现髋关节骨关节炎的早期影像学改变。

侧位投照可提供更多关于关节前后方向的信息。在膝关节侧位检查时，患者侧卧于检查床上，被检侧膝关节屈曲 120°~135°，下方肢体伸直，X 射线从膝关节的侧面水平投射。侧位片能清晰显示髌骨关节间隙、髌骨的位置以及形态，对于评估髌骨关节骨关节炎具有重要意义。同时，还可观察膝关节后方软组织的情况，如是否存在腘窝囊肿等。髋关节侧位投照时，患者侧卧，被检侧髋关节在上，屈曲45°~60°，下方髋关节伸直，X射线从髋关节侧面投射，可辅助观察股骨头与髋臼在侧方的对应关系，以及髋关节后方结构的病变。

轴位投照在某些关节检查中也具有独特价值。以膝关节为例，常用的髌骨轴位投照，患者仰卧位，膝关节极度屈曲，X射线从髌骨下方向上投射。此体位可清晰显示髌骨关节面的情况，对于诊断髌骨软化症、髌骨关节骨关节炎等疾病，观察髌骨的形态、位置以及髌骨关节间隙的变化具有重要作用。

（2）典型影像学表现

骨关节炎在X线片上具有一系列典型的影像学表现。关节间隙狭窄是骨关节炎最为常见的表现之一。在膝关节，由于关节软骨的磨损，内侧或外侧关节间隙可出现不对称性狭窄。正常膝关节内侧间隙宽度为4~5mm，外侧间隙宽度为5~6mm，当关节软骨磨损时，间隙宽度可减小至2~3mm，甚至更窄。髋关节的关节间隙也会因软骨退变而变窄，正常髋关节间隙宽度为4~5mm，骨关节炎时可逐渐变窄。关节间隙狭窄的程度与病情的进展密切相关，早期可能仅表现为轻度狭窄，随着病情加重，狭窄程度逐渐明显。

骨质增生也是骨关节炎的特征性表现。在关节边缘，由于软骨下骨的反应性增生，会形成骨赘。以膝关节为例，常见于胫骨髁间嵴、股骨髁边缘以及髌骨上下极等部位。骨赘的形态多样，可为尖锐的刺状、扁平的唇样或不规则的结节状。髋关节的骨赘多发生在髋臼边缘和股骨头颈交界处。骨质增生的出现是机体对关节软骨磨损和力学环境改变的一种代偿性反应，但随着骨赘的增大，可能会刺激周围组织，引起疼痛和使活动受限。

软骨下骨硬化在 X 线片上表现为软骨下骨密度增高。这是由于关节软骨磨损后，软骨下骨承受的压力增加，导致骨小梁增厚、增密。在膝关节，胫骨平台和股骨髁的软骨下骨区域可见明显的密度增高影。髋关节的股骨头和髋臼软骨下骨也可出现硬化改变。软骨下骨硬化是骨关节炎病情进展的一个重要标志，它反映了关节力学环境的改变以及骨组织的适应性重塑。

囊性变是骨关节炎的另一种影像学表现，在 X 线片上表现为软骨下骨区域的圆形或椭圆形低密度影。其形成机制可能与关节内压力增高、软骨下骨微小骨折以及局部血液循环障碍等因素有关。在膝关节，囊性变常见于胫骨平台和股骨髁的软骨下骨大小不一，直径可从数毫米到数厘米不等。髋关节的囊性变多发生在股骨头和髋臼的软骨下骨。囊性变的出现提示骨关节炎病情相对较重，且可能会影响关节的稳定性和功能。

（3）不同分期影像学特点及分级标准

目前，常用的骨关节炎 X 线分级标准是 Kellgren–Lawrence 分级，该分级系统将骨关节炎分为 0～4 级。0 级为正常关节，X 线片上无明显异常表现，关节间隙正常，无骨质增生、软骨下骨硬化及囊性变等。1 级为可疑骨关节炎，X 线片上可见关节边缘轻度骨质增生，但关节间隙无明显狭窄，软骨下骨无硬化及囊性变。此期患者可能仅有轻微的关节疼痛或不适，活动后症状可能加重。2级为轻度骨关节炎，关节边缘有明显的骨质增生，关节间隙可能出现轻度狭窄，软骨下骨可见轻度硬化，但无囊性变。患者可能出现较为明显的关节疼痛，活动时疼痛加剧，休息后可缓解，关节活动度可能稍有受限。3级为中度骨关节炎，关节边缘骨质增生更为明显，关节间隙出现中度狭窄，软骨下骨硬化加重，可能出现囊性变。患者关节疼痛较为严重，活动受限明显，日常生活可能受到一定影响，如行走距离缩短、上下楼梯困难等。4级为重度骨关节炎，关节边缘骨质增生显著，关节间隙严重狭窄甚至消失，软骨下骨硬化广泛，囊性变明显。患者关节疼痛剧烈，活动严重受限，可能需要借助拐杖等辅助器具行走，生活质量受到严重影响。

2. CT检查

（1）优势及应用

CT检查在骨关节炎诊断中具有独特的优势，尤其在对骨质结构的显示方面。相较于X线，CT能够提供更清晰、更详细的骨质结构信息。在评估复杂关节，如脊柱小关节病变时，CT具有不可替代的作用。脊柱小关节包括颈椎关节突关节、胸椎关节突关节和腰椎关节突关节等，这些关节结构复杂，相互重叠。X线检查往往难以清晰显示小关节的细微结构和病变。而CT通过断层扫描，可清晰显示脊柱小关节的关节面、关节间隙、骨质增生以及关节周围软组织的情况。例如，在腰椎小关节骨关节炎中，CT可准确观察到关节突关节的骨质增生、关节间隙狭窄、软骨下骨硬化以及关节内游离体等病变，为诊断和治疗提供重要依据。

在隐匿性骨折的诊断方面，CT也具有较高的敏感性。骨关节炎患者由于关节软骨磨损、骨质增生等，关节周围骨骼的力学环境发生改变，容易发生隐匿性骨折。这些骨折在X光片上可能难以发现，但CT能够清晰显示骨折线、骨折块的移位情况以及周围骨质的损伤。对于髋关节骨关节炎患者，若出现不明原因的髋关节疼痛加重，CT检查有助于发现是否存在股骨头隐匿性骨折。

（2）三维重建技术的作用

CT三维重建技术在骨关节炎的诊断与手术规划中发挥着重要作用。对CT扫描数据进行三维重建，可直观、立体地展示关节的形态和结构。在膝关节骨关节炎手术规划中，三维重建图像能够清晰显示膝关节的畸形程度、关节面的磨损情况以及骨质增生的位置和范围。医生可根据这些信息，精确设计手术方案，如选择合适的截骨部位和角度，确定人工关节置换的类型和尺寸等。在髋关节置换手术中，三维重建技术可帮助医生更好地评估髋臼和股骨头的形态，选择合适的髋臼假体和股骨假体，提高手术的准确性和成功率。此外，三维重建图像还可用于向患者解释病情和手术方案，提高患者对疾病和治疗的理解和接受程度。

3. 磁共振成像检查

（1）软组织分辨率及表现

磁共振成像（MRI）对关节软骨、半月板、滑膜等软组织具有极高的分辨率，能够清晰显示这些结构的病变。在软骨损伤方面，MRI 表现具有特征性。正常关节软骨在 MRI 的 T1WI 和 T2WI 上均表现为均匀的低信号。当软骨发生损伤时，根据损伤程度不同，MRI 表现也有所差异。软骨表面的轻度损伤，如软骨磨损，在 T2WI 上可表现为软骨表面的信号增高。随着损伤加重，软骨局部变薄，在 MRI 上可观察到软骨厚度的改变，信号不均匀，出现高信号影。当软骨发生全层损伤时，可见软骨连续性中断，软骨下骨暴露，在 T2WI 上表现为软骨下骨的高信号影。

半月板撕裂在 MRI 上也有明确的表现。正常半月板在 MRI 的 T1WI 和 T2WI 上均表现为均匀的低信号。半月板撕裂时，在 T2WI 上可见半月板内出现高信号影，根据高信号影的形态和位置，可判断半月板撕裂的类型。例如，水平撕裂表现为半月板内横行的高信号影，垂直撕裂表现为半月板内垂直的高信号影，放射状撕裂则表现为从半月板边缘向中心延伸的高信号影。MRI 还可显示半月板撕裂的程度，如部分撕裂和完全撕裂。

滑膜炎症在 MRI 上表现为滑膜增厚和信号改变。正常滑膜在 MRI 上不易显示。当滑膜发生炎症时，在 T2WI 上可见滑膜增厚，呈高信号影。增强扫描时，增厚的滑膜可出现强化，提示滑膜的炎症活动。此外，MRI还可观察到关节腔积液，表现为关节腔内的长T1、长T2信号影，积液量的多少可通过测量信号影的范围来评估。

（2）定量MRI技术应用前景

定量MRI技术在骨关节炎的早期诊断中具有广阔的应用前景。传统MRI主要通过观察关节结构的形态和信号改变来诊断骨关节炎，对于早期关节软骨的微小变化，如软骨含水量的改变、蛋白多糖含量的减少等，往往难以发现。定量MRI技术能够对关节软骨的生化成分和微观结构进行定量分析。例如，T2Mapping技术可测量关节软骨不同层面的T2值，T2值的变化反映了软骨内胶原纤维的排列和含水量的改变。在骨关节炎早期，软骨内胶原纤维结构尚未被明显破坏，但含水量可能已经发生改变，T2Mapping技术可检测到T2值的升高，有助于早期发现软骨病变。此外，扩散张量成像（DTI）可评估软骨内水分子的扩散方向和程度，反映软骨内胶原纤维的排列情况。在骨关节炎早期，软骨内胶原纤维排列可能出现紊乱，DTI技术可通过测量各向异性分数（FA）等参数，发现这些早期变化。定量MRI技术为骨关节炎的早期诊断提供了更敏感、更准确的方法，有助于早期干预，延缓疾病进展。

二 实验室检查

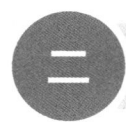

1. 炎症指标意义及鉴别价值

血常规、红细胞沉降率（ESR）、C反应蛋白（CRP）等炎症指标在骨关节炎的诊断与病情监测中具有重要意义。

（1）血常规是最基本的血液检查项目，虽然它在骨关节炎的诊断中不具有特异性，但可以提供一些重要的线索。白细胞计数和分类可以反映机体是否存在感染或炎症反应。在感染性关节炎中，白细胞总数通常会升高，以中性粒细胞升高为主，提示细菌感染；而在一些自身免疫性骨关节炎的活动期，白细胞计数也可能轻度升高，同时淋巴细胞比例可能发生变化。红细胞计数、血红蛋白含量和红细胞压积等指标可以反映患者是否存在贫血。长期患有慢性骨关节疾病，如类风湿性关节炎，由于炎症消耗、营养吸收不良等，患者可能出现贫血，表现为面色苍白、乏力等症状。血小板计数在某些情况下也会发生改变，如在炎症刺激下，血小板计数可能升高，参与炎症反应和凝血过程。

（2）红细胞沉降率即血沉，是指红细胞在一定条件下沉降的速度。在骨关节炎中，ESR是反映炎症活动度的重要指标之一。正常情况下，红细胞由于表面带有负电荷，相互排斥而均匀悬浮于血浆中，沉降缓慢。当机体发生炎症时，血浆中的纤维蛋白原、球蛋白等大分子物质增多，这些物质可中和红细胞表面的负电荷，使红细胞容易相互聚集形成缗钱状，从而沉降速度加快。通过监测血沉的变化，医生可以了解病情的发展和治疗效果。需要注意的是，ESR升高并非特异性指标，其他因素，如感染、肿瘤、贫血等也可能导致血沉加快，因此在临床诊断中需要结合患者的临床表现和其他检查结果进行综合分析。

（3）C反应蛋白是一种急性时相反应蛋白，在炎症和组织损伤时会迅速升高。当机体受到感染、创伤、炎症等刺激时，肝脏会合成大量的CRP并释放到血液中。在骨关节炎中，CRP同样是反映炎症活动度的敏感指标。与ESR相比，CRP的升高更为迅速，在疾病早期即可出现明显变化，且其阳性率与ESR相似，但对炎症的反应更为灵敏。CRP还可以用于评估感染的严重程度和治疗效果。在感染性关节炎中，CRP升高的幅度通常比非感染性炎症更大，通过监测CRP的变化可以判断抗感染治疗是否有效。如果治疗后CRP水平持续不降或反而升高，提示感染可能未得到有效控制，需要调整治疗方案。

2. 关节液检查

（1）抽取方法及外观

关节液检查是骨关节炎诊断中的重要检查手段之一。关节液抽取通常在严格无菌操作下进行。以膝关节为例，患者取仰卧位，膝关节伸直或稍屈曲，髌骨外上缘或内上缘作为穿刺点，局部消毒、铺巾后，用注射器穿刺进入关节腔，抽取关节液。正常关节液为无色或淡黄色、清晰透明的液体，黏稠度高。在骨关节炎患者中，关节液外观可能会发生改变。当关节炎症较轻时，关节液可能仍为淡黄色，但透明度稍降低，黏稠度略有下降。随着炎症加重，关节液可变为黄色、浑浊，黏稠度明显降低，甚至呈水样。若关节液中含有血液，可呈现为淡红色或暗红色。

（2）常规及生化检查结果分析

关节液的常规检查包括细胞计数和分类。正常关节液中细胞数较少，一般小于 $200 \times 10^6/L$，主要为单核细胞。在骨关节炎患者中，关节液细胞数可轻度升高，一般在 $(200 \sim 2000) \times 10^6/L$，以单核细胞为主，也可见少量中性粒细胞。细胞数的升高程度与关节炎症的严重程度相关。

关节液的生化检查包括蛋白含量、葡萄糖含量、酶活性等。正常关节液蛋白含量较低，一般小于 $25g/L$。在骨关节炎患者中，由于滑膜炎症和关节软骨退变，关节液蛋白含量轻度升高。葡萄糖含量一般与血糖水平相近，在骨关节炎患者中，关节液葡萄糖含量可正常或略有降低。关节液中的酶，如乳酸脱氢酶（LDH）、碱性磷酸酶（ALP）等，其活性在骨关节炎患者中可轻度升高。LDH 活性升高可能与关节软骨细胞损伤和炎症反应有关，ALP 活性升高可能与软骨下骨的代谢异常有关。

（3）细菌培养及药敏试验应用

关节液细菌培养及药敏试验在感染性关节炎的鉴别诊断中具有关键作用。骨关节炎患者的关节液细菌培养一般为阴性。当关节液细菌培养阳性时，结合患者的临床表现，如发热，关节红、肿、热、痛等，可诊断为感染性关节炎。药敏试验结果可指导临床选用敏感的抗生素进行治疗，提高治疗效果。对于疑似感染性关节炎的患者，关节液细菌培养及药敏试验是明确诊断和指导治疗的重要依据。

3. 血清学标志物

软骨寡聚基质蛋白（COMP）和 II 型胶原降解产物等血清学标志物在骨关节炎的诊断、病情评估、预后判断中具有重要的研究进展及临床应用价值。

COMP 是一种由软骨细胞分泌的细胞外基质蛋白，在骨关节炎患者中，血清 COMP 水平升高。研究表明，血清 COMP 水平与骨关节炎的病情严重程度相关，在 Kellgren-Lawrence 分级较高的患者中，血清 COMP 水平明显升高。COMP 可作为骨关节炎病情进展的监测指标，治疗后血清 COMP 水平的下降可能提示治疗有效。

Ⅱ型胶原降解产物是关节软骨退变过程中Ⅱ型胶原被降解后产生的片段。在骨关节炎患者中，血清Ⅱ型胶原降解产物水平升高。其水平的变化反映了关节软骨的分解代谢情况。通过检测血清Ⅱ型胶原降解产物水平，有助于了解骨关节炎患者关节软骨的损伤程度和疾病进展情况。此外，一些研究还发现，血清Ⅱ型胶原降解产物水平与患者的临床症状，如关节疼痛、活动受限等，具有一定的相关性。因此，血清Ⅱ型胶原降解产物在骨关节炎的诊断、病情评估和预后判断中具有潜在的应用价值。

三 特殊检查

1. 关节镜检查

（1）适应证及操作方法

关节镜检查是一种直观、准确的检查方法，在骨关节炎诊断和治疗中具有重要作用。其适应证包括关节疼痛、肿胀、原因不明的活动受限，尤其是怀疑关节内有游离体、半月板损伤、滑膜病变等情况。以膝关节为例，关节镜检查一般在腰麻或硬膜外麻醉下进行。患者取仰卧位，常规消毒、铺巾后，在膝关节前方内外侧分别做一个 0.5～1 厘米的切口，作为关节镜的入口和操作通道。通过关节镜，可直接观察关节内的结构，如关节软骨、半月板、滑膜、韧带等。在检查过程中，可向关节腔内注入生理盐水，以扩张关节腔，便于观察。同时，可使用各种器械，如活检钳、刨削刀等，对病变组织进行活检或治疗。

（2）病变观察及组织活检作用

在关节镜直视下，可清晰观察到关节内结构的病变。对于关节软骨，可观察到软骨的磨损程度、软骨表面是否光滑、软骨有无溃疡形成等。早期软骨损伤表现为软骨表面的毛糙、软化，随着病情进展，可出现软骨变薄、缺损，甚至软骨下骨暴露。半月板损伤可观察到半月板的撕裂部位、类型和程度。滑膜病变表现为滑膜增生、充血、水肿，严重时可见滑膜绒毛状增生。在疑难病例诊断中，组织活检具有重要作用。通过活检钳获取关节内病变组织，如滑膜组织、软骨组织等，进行病理检查，可明确病变的性质，为诊断提供准确依据。例如，对于滑膜病变，病理检查可鉴别是骨关节炎引起的滑膜增生，还是其他疾病（如类风湿关节炎、色素沉着绒毛结节性滑膜炎等）导致的滑膜病变。

（3）手术治疗及术后并发症

此内容详见第七章的手术治疗部分。

2. 骨密度检查

（1）骨密度变化特点

在骨关节炎患者中，骨密度变化复杂。一般而言，在疾病早期，由于关节软骨磨损、关节力学环境改变，机体可能启动代偿机制，软骨下骨骨密度有所增加。以膝关节为例，在骨关节炎早期，胫骨平台和股骨髁的软骨下骨区域，通过骨小梁的增厚和重建，骨密度会有一定程度的上升。随着病情进展，尤其是在晚期骨关节炎患者中，由于长期的炎症反应、营养代谢障碍以及活动量减少等因素，骨密度可能逐渐下降。髋关节骨关节炎患者在病情发展过程中也会出现类似的骨密度变化趋势。在早期，髋臼和股骨头的软骨下骨可能因力学刺激而使得骨密度升高，但到了晚期，骨密度降低，骨小梁结构变得稀疏。

（2）骨质疏松与骨关节炎的关系

骨质疏松与骨关节炎之间存在着密切的关联。一方面，骨质疏松患者由于骨量减少、骨结构破坏，关节周围骨骼的力学性能下降，关节软骨承受的压力相对增加，容易加速关节软骨的磨损，进而增加骨关节炎的发病风险。例如，绝经后的女性由于雌激素水平下降，易发生骨质疏松，同时这一群体也是骨关节炎的高发人群。另一方面，骨关节炎患者在疾病过程中，关节局部的炎症反应可影响骨代谢。炎症因子如肿瘤坏死因子 $-\alpha$、白细胞介素 -1 等，可促进破骨细胞的生成和活化，抑制成骨细胞的功能，导致骨吸收增加、骨形成减少，从而加重骨质疏松。此外，骨关节炎患者因疼痛和活动受限，往往运动量减少，日照时间不足，这也会影响维生素 D 的合成和钙的吸收，进一步加重骨质疏松。

（3）骨密度测量的参考意义

骨密度测量在骨关节炎治疗方案制定中具有重要的参考意义。对于骨关节炎合并骨质疏松的患者，在治疗骨关节炎的同时，需要考虑抗骨质疏松治疗。通过骨密度测量，医生可以了解患者骨量丢失的程度，评估骨折风险。根据骨密度测量结果，可选择合适的抗骨质疏松药物，如钙剂、维生素 D、双膦酸盐类药物等。在治疗过程中，定期复查骨密度，还可以监测抗骨质疏松治疗的效果。对于骨密度降低明显、骨折风险高的患者，在进行骨关节炎手术治疗时，如关节置换术，需要更加谨慎地评估手术风险，采取相应的措施，如加强围手术期的抗骨质疏松治疗，以提高手术安全性和术后康复效果。

3. 步态分析

（1）原理

步态分析的原理基于人体运动学和动力学。人体在行走过程中，下肢各关节的运动以及肌肉的收缩和舒张，产生了特定的运动轨迹和力学特征。通过各种传感器和分析系统，可以采集这些运动学和动力学数据，并进行分析。运动学数据主要包括关节的角度、位移、速度和加速度等信息，反映了关节在空间和时间上的运动变化。动力学数据则主要涉及地面反作用力、肌肉力量等，反映了人体在行走过程中与地面的相互作用以及肌肉的发力情况。通过对这些数据的综合分析，可以了解人体步态的特征和规律，判断是否存在异常。

（2）常用设备及参数

常用的步态分析设备包括光学运动捕捉系统、力板、足底压力分布测量系统等。光学运动捕捉系统通过在人体关键部位贴上反光标记点，利用多个摄像头从不同角度采集标记点的运动轨迹，从而获取关节的运动学数据。力板通常安装在地面上，当人体经过力板行走时，力板可以测量地面反作用力的大小、方向和作用时间等动力学参数。足底压力分布测量系统一般采用鞋垫式或平板式传感器，能够测量足底不同区域的压力分布情况，为分析足部在行走过程中的受力状态提供数据。

常见的步态参数包括步长、步频、关节角度等。步长是指一侧足跟着地到对侧足跟着地之间的距离，正常成年人的步长一般在 50~80 厘米。步频是指单位时间内行走的步数，正常成年人的步频为每分钟 100~120 步。关节角度，如髋关节、膝关节和踝关节在行走过程中的屈伸角度变化，对于评估下肢关节的运动功能具有重要意义。正常情况下，在一个完整的步态周期中，髋关节的屈曲角度在摆动相可达 30°~40°，膝关节的最大屈曲角度在摆动相为 60°~70°，踝关节在支撑相和摆动相也有相应的角度变化。

（3）骨关节炎患者步态异常表现及应用

骨关节炎患者常出现明显的步态异常。由于关节疼痛、肿胀和活动受限，患者的步长往往缩短，步频加快。膝关节骨关节炎患者为了减轻膝关节的疼痛，在行走时可能会减少患侧下肢的负重时间，导致双侧步长不对称。同时，膝关节的屈伸角度减小，在摆动相和支撑相，膝关节的活动范围明显受限，表现为行走时膝关节僵硬，无法正常屈伸。髋关节骨关节炎患者则可能出现髋关节外展、内收和旋转活动受限，导致行走时步态不稳，身体向患侧倾斜。

步态分析在评估骨关节炎病情和康复效果中具有重要应用。通过对步态参数的分析，可以量化评估骨关节炎对患者行走功能的影响程度，为病情诊断和分期提供客观依据。在康复治疗过程中，定期进行步态分析，可监测康复训练的效果。如果患者在康复训练后，步长逐渐增加，步频趋于正常，关节活动角度改善，说明康复治疗有效。此外，步态分析还可以为康复治疗方案的制定提供指导，我们根据患者具体的步态异常表现，有针对性地调整康复训练内容，如加强关节活动度训练、肌肉力量训练等，以提高患者的行走功能和生活质量。

第六章
诊断与鉴别诊断

一 诊断标准

1. 国际通用骨关节炎诊断标准

美国风湿病学会（ACR）制定的骨关节炎诊断标准在国际上广泛应用，为骨关节炎的准确诊断提供了重要依据。该标准综合考量了症状、体征、影像学及实验室检查等多方面因素。

从症状方面来看，关节疼痛是骨关节炎的核心症状。在 ACR 的标准中，对于膝关节骨关节炎，要求症状为近 1 个月内大多数时间有膝关节疼痛，且在活动时疼痛加剧，休息后可缓解。对于髋关节骨关节炎，疼痛多位于腹股沟区，可伴有大腿内侧、臀部或膝关节的牵涉痛，同样要求症状为近 1 个月内有反复疼痛发作。手部骨关节炎则表现为远端指间关节或近端指间关节疼痛，可伴有局部压痛。

体征方面，膝关节骨关节炎患者常出现膝关节压痛，多位于关节间隙、髌骨周围等部位。关节活动时可闻及摩擦音或触及摩擦感，晚期可出现关节畸形，如膝内翻或膝外翻。髋关节骨关节炎患者在腹股沟中点下方可触及压痛，髋关节活动度减小，尤其是内旋、外旋和屈曲活动受限。手部骨关节炎患者在

第六章 诊断与鉴别诊断

指间关节可触及骨性结节，如 Heberden 结节和 Bouchard 结节，且关节活动时可能有压痛。

影像学检查在 ACR 诊断标准中占据关键地位。以膝关节骨关节炎为例，X 线检查可见关节间隙狭窄，尤其是内侧间隙更为常见，关节边缘骨质增生形成骨赘，软骨下骨硬化，部分患者还可出现囊性变。髋关节骨关节炎 X 线表现为关节间隙狭窄，髋臼和股骨头边缘骨质增生，软骨下骨硬化。手部关节 X 线可见指间关节间隙狭窄，关节边缘骨质增生，Heberden 结节和 Bouchard 结节处可见骨质增生改变。CT 检查对于复杂关节（如脊柱小关节）骨关节炎的诊断具有优势，可清晰显示关节面、关节间隙、骨质增生等结构。MRI 检查则对关节软骨、半月板、韧带等软组织病变的显示具有极高的敏感性，能够发现早期软骨损伤、半月板撕裂、滑膜炎症等病变。

实验室检查方面，血常规、血沉、C 反应蛋白等炎症指标在骨关节炎患者中一般无明显升高，或仅有轻度升高，与其他炎症性关节病相比，升高程度较轻。关节液检查对于骨关节炎的诊断也有一定帮助，关节液一般为淡黄色、透明或轻度混浊，黏稠度正常或稍降低，细胞数轻度升高，以单核细胞为主，蛋白含量可轻度升高，葡萄糖含量正常或略有降低。

2. 不同关节骨关节炎诊断标准特性

不同关节的骨关节炎诊断标准具有各自的特异性与敏感性。膝关节骨关节炎诊断标准的特异性较高，因为膝关节是人体最易受累且临床症状较为典型的关节。其关节疼痛、压痛部位、摩擦感（音）以及X线等影像学表现具有明显的特征性。例如，膝关节内侧间隙狭窄、骨质增生在X线片上表现典型，与其他关节疾病容易鉴别。然而，在早期膝关节骨关节炎诊断中，由于症状可能不典型，仅有轻微疼痛或不适，此时诊断标准的敏感性相对较低，容易漏诊。

髋关节骨关节炎诊断标准的特异性也较高，髋关节疼痛部位相对固定，多在腹股沟区，且髋关节活动度受限的特点较为明显。影像学上，髋臼和股骨头的病变在X线、CT或MRI上具有特征性。但由于髋关节位置较深，早期病变不易被察觉，且髋关节疼痛可能与腰椎疾病等其他疾病引起的牵涉痛混淆，导致诊断标准的敏感性在早期有所不足。

手部骨关节炎诊断标准的特异性体现在指间关节的骨性结节（Heberden结节和Bouchard结节）以及关节疼痛、压痛的部位和特点上。这些特征与类风湿关节炎等其他手部关节疾病有明显区别。然而，在早期阶段，当结节尚未明显形成，仅有关节疼痛时，诊断标准的敏感性可能较低，容易误诊或漏诊。

在临床应用中，这些诊断标准具有一定的灵活性。医生可根据患者的具体情况，综合考虑症状、体征、影像学及实验室检查结果，进行个体化诊断。例如，对于一些老年患者，虽然影像学表现符合骨关节炎，但症状可能不典型，此时医生需要结合患者的年龄、病史等因素进行判断。然而，诊断标准也存在局限性。对于早期骨关节炎，由于病变轻微，可能无法满足诊断标准中的所有条件，导致漏诊。此外，一些特殊类型的骨关节炎，如侵蚀性骨关节炎，其临床表现和影像学表现可能与经典骨关节炎有所不同，诊断标准的适用性可能受到影响。

3. 早期骨关节炎诊断进展

早期骨关节炎的精准诊断面临着一系列复杂且具有挑战性的难点。从临床症状学角度来看，早期骨关节炎患者的症状常呈现隐匿性与非特异性。在这一阶段，患者可能仅察觉到轻微的关节疼痛，多为间歇性钝痛，疼痛程度较轻，在日常活动中容易被忽略。关节僵硬也是早期常见症状之一，通常在晨起或长时间静止后出现，表现为关节活动不灵活，有"发紧"感。但这种僵硬持续时间较短，一般在数分钟至半小时以内，且通过简单的关节活动即可迅速缓解。例如，早期膝关节骨关节炎患者在早晨起床后，可能会感到膝关节轻微疼痛与僵硬，行走几步后症状便明显减轻。这些症状的轻微性与短暂性，使得早期骨关节炎极易被患者自身以及临床医师所忽视，从而错过最佳诊断时机。

在影像学检查手段方面，传统的 X 线检查尽管在骨关节炎的诊断中应用广泛，但在早期骨关节炎诊断上存在明显局限性。X 线主要通过穿透人体组织形成影像，对于骨组织的密度变化较为敏感。然而，在早期骨关节炎阶段，关节软骨的病变主要表现为软骨基质成分的改变、含水量的增加以及胶原纤维结构的细微紊乱。这些早期软骨变化并未引起明显的骨组织密度改变，因此在X线片上难以显现。例如，早期髋关节骨关节炎患者，其X线片可能仅显示关节间隙轻度狭窄，而对于关节软骨的早期磨损、软化等细微病变无法清晰呈现，导致早期病变的漏诊率较高。

CT检查虽然在显示骨质结构方面具有优势，能够清晰呈现关节骨小梁结构、骨质增生以及微小骨折等情况，但由于CT的成像原理主要基于组织对X射线的吸收差异，而早期软骨病变的密度变化较小，与周围正常组织的对比度不高，因此其对于早期软骨病变的诊断价值相对有限。在早期膝关节骨关节炎诊断中，CT可能无法准确判断关节软骨的早期磨损范围与程度，对早期软骨病变的检出能力不足。

MRI检查以其对软组织的高分辨率在关节疾病诊断中具有重要地位。然而，在早期骨关节炎诊断时，MRI也面临挑战。早期软骨损伤在MRI图像上的表现往往不典型。正常关节软骨在MRI的T1WI和T2WI序列上呈现均匀的低信号。当软骨发生早期损伤时，可能仅表现为软骨内部信号的轻度不均匀，或软骨表面的模糊、毛糙。这种细微的信号改变在复杂的关节MRI图像中容易被忽略，尤其是当病变程度较轻时，与正常变异的区分难度较大。例如，早期手部骨关节炎患者的MRI图像中，近端指间关节软骨的早期损伤可能仅表现为T2WI上的局部信号稍增高，若无经验丰富的影像科医师仔细甄别，极易导致漏诊。

近年来，随着医学科学技术的迅猛发展，一系列新型诊断

第六章 诊断与鉴别诊断

方法为早期骨关节炎的精准诊断带来了曙光。分子标志物联合影像学的创新诊断策略展现出极为广阔的应用前景。COMP作为一种由软骨细胞分泌的细胞外基质蛋白,在骨关节炎的发生发展过程中扮演着关键角色。在早期骨关节炎阶段,由于关节软骨细胞代谢异常,COMP的合成与分泌增加,导致血清COMP水平显著升高。大量临床研究数据表明,早期膝关节骨关节炎患者的血清COMP水平较健康人群的已出现明显上升,且其升高程度与关节软骨的损伤程度密切相关。将血清COMP水平检测与MRI等影像学检查相结合,可显著提高早期骨关节炎的诊断准确性。例如,通过定量检测血清COMP水平,并结合MRI的T2Mapping技术,该技术能够精确测量关节软骨不同层面的T2值。T2值的变化可灵敏反映软骨内胶原纤维的排列状态以及含水量的改变。在早期骨关节炎中,软骨内胶原纤维排列开始出现紊乱,含水量增加,T2值相应升高。通过这种联合检测方式,能够更早地发现关节软骨内部微观结构与生化成分的改变,实现早期骨关节炎的精准诊断。

此外,基于人工智能(AI)的影像学诊断技术在早期骨关节炎诊断领域正蓬勃发展。AI技术通过对海量的影像学数据进行深度学习与分析,能够自动提取并识别早期骨关节炎独特的影像学特征。例如,AI算法可以对大量早期骨关节炎患者的MRI图像进行学习,建立起准确的诊断模型。该模型能够快速、精准地分析新的MRI图像,识别出早期软骨损伤的细微信号变化、关节间隙的微小改变以及骨质的早期重塑迹象等特征。与传统的影像学诊断方法相比，基于AI的诊断技术不受人为主观因素的影响，具有更高的敏感性与准确性。在临床实践中，AI辅助诊断系统可以作为影像学医师的有力助手，帮助其更高效、准确地诊断早期骨关节炎，为患者的早期干预与治疗提供有力支持。

二 鉴别诊断

1. 类风湿关节炎

（1）症状差异

类风湿关节炎与骨关节炎在症状上存在显著区别。类风湿关节炎多表现为对称性多关节疼痛，常累及双手近端指间关节、掌指关节、腕关节、膝关节等，且疼痛程度较为剧烈。晨僵是类风湿关节炎的典型症状，其晨僵时间较长，一般持续1小时以上，部分患者甚至可持续数小时。而骨关节炎的关节疼痛多为非对称性，以单关节或少数关节受累为主，如膝关节、髋关节、手部远端指间关节等。骨关节炎的晨僵时间相对较短，通常在数分钟至半小时以内，活动后可迅速缓解。

（2）体征差异

关节畸形特点也是鉴别两者的重要依据。类风湿关节炎患者在病情进展过程中，可出现典型的关节畸形，如手指的天鹅颈畸形、纽扣花畸形等。这些畸形是由关节周围软组织受损、关节半脱位等导致的。而骨关节炎的关节畸形多为关节边缘骨质增生、关节间隙狭窄等引起，如膝关节的内翻或外翻畸形，手部的 Heberden 结节和 Bouchard 结节等。骨关节炎的畸形相对较为局限，主要影响关节的外形和活动度。

（3）实验室检查差异

实验室检查在鉴别类风湿关节炎和骨关节炎中具有关键作用。类风湿因子（RF）在类风湿关节炎患者中的阳性率较高，70%~80% 的患者可检测到 RF 阳性。抗环瓜氨酸肽抗体（抗 CCP 抗体）对类风湿关节炎的诊断具有较高的特异性，其阳性率在 50%~70%。而在骨关节炎患者中，RF 和抗 CCP 抗体一般为阴性。此外，类风湿关节炎患者的 ESR 和 CRP 通常明显升高，反映了体内炎症反应的活跃程度。相比之下，骨关节炎患者的 ESR 和 CRP 一般仅轻度升高或正常。

（4）影像学表现差异

影像学表现方面，两者也有明显不同。类风湿关节炎在 X 线片上早期可表现为关节周围软组织肿胀、关节间隙增宽，随着病情进展，可出现关节面的骨质破坏，表现为虫蚀样改变，关节间隙逐渐狭窄。在 MRI 上，可清晰显示关节滑膜的增厚、炎症，以及软骨和骨质的破坏。而骨关节炎在 X 线片上主要表现为关节间隙狭窄，以负重关节的内侧间隙多见，关节边缘骨质增生形成骨赘，软骨下骨硬化，部分患者可见囊性变。MRI 对于骨关节炎主要用于观察软骨损伤、半月板撕裂等病变，与类风湿关节炎的滑膜炎症和骨质破坏表现有明显区别。

2. 痛风性关节炎

（1）发作特点与鉴别

痛风性关节炎的发作特点与骨关节炎截然不同。痛风性关节炎常表现为急性单关节红、肿、热、痛，起病急骤，疼痛剧烈，多在夜间发作。首次发作多累及第一跖趾关节，也可累及其他关节，如踝关节、膝关节等。血尿酸升高是痛风性关节炎的重要特征，在发作期，血尿酸水平明显高于正常范围。而骨关节炎的关节疼痛多为慢性、渐进性，疼痛程度相对较轻，一般无明显的红、肿、热等急性炎症表现。骨关节炎患者的血尿酸水平通常正常。

（2）影像学区别

痛风石与骨关节炎骨质增生在影像学上也有明显区别。痛风石在 X 线片上表现为关节周围的圆形或不规则形的密度增高影，边缘清晰，可伴有骨质破坏。在 CT 上，痛风石表现为高密度影，可清晰显示痛风石的大小、形态和位置。而骨关节炎的骨质增生在 X 线片上表现为关节边缘的骨赘形成，呈唇样或刺状突起，一般无骨质破坏。在 MRI 上，痛风石表现为低信号影，周围可见高信号的炎症反应，与骨关节炎的骨质增生表现明显不同。

3. 感染性关节炎

（1）鉴别关键因素

感染病史是鉴别感染性关节炎与骨关节炎的重要线索。感染性关节炎患者常有近期关节穿刺、外伤、手术等感染诱因，或有全身其他部位的感染病史，如呼吸道感染、泌尿系统感染等。全身症状在两者鉴别中也具有重要意义。感染性关节炎患者常伴有发热、打寒战等全身症状，体温可高达38℃左右。而骨关节炎患者一般无全身发热症状，仅在病情急性加重期可能出现低热。

（2）关节液检查作用

关节液检查是鉴别感染性关节炎与骨关节炎的关键手段。感染性关节炎患者的关节液白细胞计数明显升高，一般大于5000×10^6/L，以中性粒细胞为主，关节液细菌培养常为阳性，可明确感染的病原菌。而骨关节炎患者的关节液白细胞计数轻度升高，一般在$(200 \sim 2000) \times 10^6$/L，以单核细胞为主，细菌培养通常为阴性。通过关节液检查，可准确判断关节炎症的性质，从而鉴别感染性关节炎与骨关节炎。

4. 其他疾病

（1）创伤性关节炎

创伤性关节炎与骨关节炎的鉴别要点在于创伤史。创伤性关节炎患者有明确的关节外伤史，如骨折、脱位、韧带损伤等。外伤后关节逐渐出现疼痛、肿胀、活动受限等症状，且症状与外伤的严重程度和恢复情况密切相关。在影像学上，创伤性关节炎可表现为关节面不平整、关节间隙狭窄、骨质增生等，与外伤导致的关节结构破坏有关。而骨关节炎多为原发性，无明显的外伤史，其关节病变主要是由关节软骨退变、磨损等引起。

（2）强直性脊柱炎累及外周关节

强直性脊柱炎累及外周关节时，需与骨关节炎进行鉴别。强直性脊柱炎好发于青壮年男性，主要累及骶髂关节和脊柱，可伴有外周关节受累，如髋关节、膝关节等。其外周关节疼痛多为非对称性，且常伴有下腰痛、晨僵等症状，晨僵时间较长，活动后可缓解。实验室检查方面，强直性脊柱炎患者的人类白细胞抗原B27（HLA-B27）阳性率较高，可达90%左右。影像学上，骶髂关节和脊柱的X线或CT检查可见骶髂关节面模糊、骨质破坏、关节间隙狭窄，脊柱呈竹节样改变。而骨关节炎主要累及四肢关节，一般不累及骶髂关节和脊柱，无HLA-B27阳性，影像学表现也与强直性脊柱炎不同。

第七章
治疗

骨关节炎：基础与临床

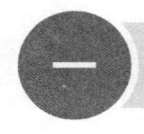

一 非药物治疗

1. 健康教育

对骨关节炎患者开展健康教育至关重要，这是提升患者自我管理能力、改善疾病预后的基础环节。在普及骨关节炎疾病知识时，需向患者详细讲解病因。骨关节炎的病因复杂，主要包括年龄增长导致的关节软骨退变，这是最常见的因素，随着年龄增加，关节软骨的水分含量逐渐减少，弹性降低，抗压能力减弱，容易发生磨损。肥胖也是重要的危险因素之一，体重增加会使关节承受的压力显著上升，尤其是膝关节、髋关节等负重关节，每增加1千克体重，膝关节在行走时所承受的额外压力增加4~5千克，长期的高负荷作用加速了关节软骨的磨损。此外，关节的创伤、过度使用以及遗传因素等也与骨关节炎的发生密切相关。

疾病的发展过程也是健康教育的重点内容。早期骨关节炎可能仅表现为关节软骨的轻微磨损，患者症状不明显，可能仅有偶尔的关节疼痛或不适。随着病情进展，软骨磨损逐渐加重，关节间隙开始变窄，骨质增生形成骨赘，患者会出现较为明显的关节疼痛、肿胀、僵硬以及活动受限等症状。到了晚期，关节软骨严重磨损甚至消失，关节畸形明显，患者的生活质量会受到严重影响。让患者了解疾病的发展过程，有助于他们重视早期症状，及时采取干预措施。

在治疗方法方面，要向患者介绍综合治疗的理念，强调非药物治疗的重要性。生活方式调整在骨关节炎治疗中占据重要地位。体重管理是关键环节，对于超重或肥胖的患者，通过合理饮食和适度运动减轻体重，能够有效减轻关节负荷，延缓疾病进展。建议患者遵循低糖、低脂、高纤维的饮食原则，增加蔬菜、水果、全谷物等食物的摄入，减少高热量、高脂肪食物的摄取。同时，要鼓励患者保持规律的作息时间，充足的睡眠有助于身体的恢复和关节功能的维持。此外，避免关节过度使用和损伤也非常重要，如减少长时间站立、行走、上下楼梯以及频繁的蹲起动作等。对于从事重体力劳动或高强度运动的患者，应适当调整工作方式或运动强度，必要时更换工作岗位或运动项目。

2. 运动疗法

运动疗法是骨关节炎治疗的重要组成部分，选择适合骨关节炎患者的运动类型对于缓解疼痛、改善关节功能具有积极作用。有氧运动，如游泳，因在水中关节承受的压力较小，能够有效减轻关节负荷，同时游泳过程中全身肌肉得到锻炼，也有助于提高心肺功能。一般建议患者每周进行3~5次游泳运动，每次运动30～60分钟，可根据自身情况逐渐增加运动时间和强度。散步也是一种适宜的有氧运动，患者可选择平坦的道路，以舒适的步伐行走，速度不宜过快，每天散步30～60分钟，分2～3次进行。

关节周围肌肉力量训练对于骨关节炎患者同样重要，以股四头肌锻炼为例。股四头肌是膝关节重要的稳定肌群，增强股四头肌力量能够有效分担膝关节的压力，减轻关节软骨的磨损。常见的股四头肌锻炼方法包括直腿抬高训练，患者仰卧位，双腿伸直，将一侧下肢缓慢抬高，与床面成30°～45°角，保持5～10秒后缓慢放下，重复10～20次为一组，每天进行3～4组。还有静蹲训练，患者背靠墙壁站立，双脚与肩同宽，缓慢下蹲，使膝关节屈曲角度保持在30°～60°，尽量保持膝关节不超过脚尖，每次静蹲时间可持续1～3分钟，每天进行3～4次。

运动强度与频率的制定应遵循个体化原则，根据患者的年龄、病情严重程度、身体状况等因素综合考虑。一般来说，运动强度以患者运动后不感到疲劳和疼痛加重为宜。对于病情较轻的患者，可适当增加运动强度和时间；而对于病情较重、关节疼痛明显的患者，应从低强度、短时间的运动开始，逐渐增加运动量。运动频率方面，建议每周进行3～5次，保证身体有足够的时间恢复。

运动疗法缓解疼痛、改善关节功能的机制主要包括以下两个方面。一方面，运动能够促进关节液的循环，关节液中含有营养物质和润滑物质，良好的循环有助于为关节软骨提供充足的营养，同时减少关节面之间的摩擦，从而缓解疼痛。另一方面，运动可以增强关节周围肌肉的力量和耐力，改善关节的稳定性，减少关节的异常活动，降低关节软骨的磨损风险，进而改善关节功能。此外，运动还能刺激机体分泌内啡肽等具有镇痛作用的物质，提高患者对疼痛的耐受性。

在进行运动疗法时，也有诸多注意事项。患者应选择合适的运动场地，避免在崎岖不平或过于坚硬的地面上运动，以防摔倒或加重关节损伤。运动前要进行充分的热身活动，如关节的屈伸、旋转等，持续5~10分钟，使关节和肌肉得到充分准备。运动过程中若出现关节疼痛、肿胀等不适症状，应立即停止运动，并及时就医。运动后要进行适当的拉伸放松，帮助缓解肌肉疲劳，促进身体恢复。

3. 物理治疗

（1）热敷

热敷是一种常用的物理治疗方法，其原理是通过温热刺激，使局部血管扩张，血液循环加快，促进炎症介质的吸收和消散，从而缓解疼痛和肿胀。可采用热毛巾、热水袋或红外线治疗仪等进行热敷。使用热毛巾或热水袋时，温度一般控制在40~50℃，避免温度过高烫伤皮肤。将热毛巾或热水袋敷于关节疼痛部位，每次热敷15~20分钟，每天可进行3~4次。红外线治疗仪则需按照说明书的要求进行操作，调节合适的照射距离和时间，一般照射距离为15~30厘米，照射15~20分钟，每天1~2次。热敷适用于骨关节炎缓解期，关节疼痛、肿胀不严重的患者。但对于皮肤破损、感染以及急性炎症期的患者，应禁止热敷，以免加重病情。

（2）冷敷

冷敷主要用于骨关节炎的急性发作期，其原理是通过低温使局部血管收缩，减少炎症渗出，降低神经末梢的敏感性，从而减轻疼痛和肿胀。冷敷时，可使用冰袋或冷毛巾，将冰袋或冷毛巾用薄毛巾包裹后敷于关节疼痛部位，每次冷敷10~15分钟，每天可进行3~4次。注意避免冰袋或冷毛巾直接接触皮肤，防止冻伤。冷敷不适用于皮肤感觉减退、血液循环障碍以及对冷刺激过敏的患者。

（3）按摩

按摩是通过手法作用于关节周围的肌肉、肌腱、韧带等组织，能够缓解肌肉痉挛，促进局部血液循环，改善关节活动度。按摩的操作应由专业人员进行，常用的手法包括揉法、滚法、按法、推法等。按摩时，应根据患者的病情和耐受程度，选择合适的手法和力度。一般先从轻柔的手法开始，逐渐增加力度。每次按摩20~30分钟，每周可进行2~3次。按摩适用于骨关节炎关节疼痛、肌肉紧张的患者，但对于关节红肿热痛明显、关节不稳定以及有骨折风险的患者，应避免按摩。

（4）针灸

针灸是传统中医的治疗方法，其原理是通过针刺穴位，调节人体经络气血的运行，达到疏通经络、调和气血、止痛的目的。在骨关节炎治疗中，常用的穴位包括膝关节周围的犊鼻、内膝眼、足三里、阳陵泉等，髋关节周围的环跳、秩边、居髎等。针灸操作需由专业的中医师进行，根据患者的病情和体质，选择合适的穴位和针刺手法。一般采用平补平泻法，留针20~30分钟，每周进行2~3次。针灸对于缓解骨关节炎关节疼痛有一定效果，但对于皮肤感染、出血倾向以及孕妇等患者，应禁止针灸。

（5）电疗

经皮神经电刺激（TENS）是一种常见的电疗方法，其通过皮肤电极将低频脉冲电流输入人体，刺激神经纤维，阻断疼痛信号的传导，从而达到止痛的效果。TENS治疗仪一般有不同的频率和强度设置，治疗时需根据患者的疼痛程度和耐受情况进行调节。通常选择频率为2~100Hz，强度以患者能耐受且有舒适的麻刺感为宜。每次治疗20~30分钟，每天可进行1~2次。干扰电疗法则是利用两组不同频率的中频电流交叉作用于人体，产生内生电流，促进局部血液循环，缓解疼痛和肌肉痉挛。干扰电治疗时，将电极片放置在关节周围合适的部位，根据病情选择合适的治疗处方，每次治疗20~30分钟，每周进行3~5次。电疗适用于骨关节炎关节疼痛明显的患者，但对于装有心脏起搏器、皮肤破损以及孕妇等患者，应禁止使用电疗。

（6）磁疗

磁疗是利用磁场作用于人体，调节人体生物电和新陈代谢，促进局部血液循环，减轻疼痛和肿胀。磁疗产品有多种类型，如磁疗贴、磁疗腰带等。使用磁疗产品时，应按照说明书的要求正确佩戴，注意磁场强度和使用时间。一般磁疗贴可贴于关节疼痛部位，每天更换1~2次；磁疗腰带可佩戴在腰部或关节部位，每天佩戴时间不宜过长，一般不超过8小时。磁疗对于缓解骨关节炎症状有一定辅助作用，但对于体内有金属植入物、孕妇以及严重心脏病患者，应避免使用磁疗。

4. 辅助器具使用

拐杖是骨关节炎患者常用的辅助器具之一，选择拐杖时，应根据患者的身高和体重选择合适的长度和承重能力。一般拐杖的长度应使患者站立时，手臂自然下垂，手腕横纹与拐杖把手的距离在2~3厘米为宜。使用拐杖时，患者应将拐杖置于身体一侧，拐杖顶部距离腋窝2~3厘米，避免压迫腋窝神经。行走时，先迈出患侧下肢，同时移动拐杖，然后再迈出健侧下肢。拐杖能够减轻患侧关节的负荷，将部分身体重量转移到拐杖上，从而缓解关节疼痛。

助行器适用于病情较重、行走稳定性较差的骨关节炎患者。助行器有多种类型，如四轮助行器、两轮助行器等。患者应根据自身情况选择合适的助行器。使用助行器时，要确保助行器的高度合适，一般患者站立时，双手握住助行器把手，手臂微屈，此时助行器的高度即为合适高度。助行器能够提供额外的支撑，改善患者的行走稳定性，减轻关节的压力。

膝关节支具对于膝关节炎患者具有重要作用。膝关节支具

第七章 治疗

可分为矫正支具和缓解疼痛支具。矫正支具主要用于矫正膝关节畸形，如膝内翻或膝外翻，通过改变关节力线，减轻关节一侧的压力，延缓关节软骨的磨损。缓解疼痛支具则主要通过对关节周围组织的支撑和固定，减轻关节的疼痛。选择膝关节支具时，应根据患者的膝关节畸形程度、疼痛部位以及病情严重程度进行选择。佩戴膝关节支具时，要注意调整支具的松紧度，避免过紧影响血液循环，过松而无法起到应有的支撑作用。

矫形鞋垫可用于改善足部的生物力学环境，减轻膝关节等下肢关节的负荷。对于有扁平足、高弓足等足部畸形的骨关节炎患者，矫形鞋垫尤为重要。一般根据患者的足部形态和步态特点定制矫形鞋垫。使用矫形鞋垫时，应将其正确放置在鞋子内，确保鞋垫与足部充分贴合。矫形鞋垫通过调整足部的受力分布，使下肢关节的力线更加合理，从而减轻关节的压力，缓解疼痛。

二 药物治疗

1. 非甾体抗炎药

（1）分类及作用机制

非甾体抗炎药（NSAIDs）是骨关节炎药物治疗中的常用药物，可分为传统 NSAIDs 和选择性 COX-2 抑制剂。其核心作用机制在于抑制环氧合酶（COX）的活性。COX 有 COX-1 和 COX-2 两种同工酶。COX-1 在人体正常组织中广泛表达，参与维持胃肠道黏膜的完整性、调节血小板聚集等生理功能。而 COX-2 在正常生理状态下表达水平较低，但在炎症刺激时，可在炎症细胞中大量表达，催化花生四烯酸转化为前列腺素等炎症介质，这些炎症介质会引起疼痛、肿胀和炎症反应。传统 NSAIDs 对 COX-1 和 COX-2 均有抑制作用，在缓解疼痛和炎症的同时，不可避免地会对 COX-1 产生抑制作用，从而影响胃肠道等的正常生理功能。选择性 COX-2 抑制剂则对 COX-2 具有高度选择性抑制作用，相对减少了对 COX-1 的影响，理论上可降低胃肠道不良反应的发生风险。

(2) 常用药物、用法用量及不良反应

常用的传统 NSAIDs 如布洛芬，剂型多样，包括片剂、胶囊、混悬液等。一般用于缓解骨关节炎疼痛时，成人常规剂量为每次 0.3~0.6g，每日 3~4 次口服。然而，长期或大剂量使用布洛芬可能引发胃肠道反应，如恶心、呕吐、腹痛、消化不良等，严重时甚至可能导致胃溃疡、胃出血。这是由于其对 COX-1 的抑制，干扰了胃肠道黏膜前列腺素的合成，削弱了胃肠道黏膜的保护机制。同时，NSAIDs 还可能影响肾脏的血流动力学，导致肾功能损害，该症状尤其是在老年人或已有肾功能不全的患者中更为明显。此外，NSAIDs 与心血管疾病风险增加相关，长期使用可能会升高血压，增加心肌梗死和脑卒中的发病风险。

选择性 COX-2 抑制剂如塞来昔布，用法用量通常为根据病情严重程度，每日 200~400mg，分 1~2 次口服。其对胃肠道的不良反应相对传统 NSAIDs 有所降低，并非完全没有。塞来昔布同样可能引起心血管疾病风险增加，尤其是在高剂量或长期使用时。研究表明，选择性 COX-2 抑制剂可能通过影响血管内皮细胞功能，促进血栓形成，从而增加心血管事件的发生风险。

(3) 不良反应的预防措施及合理用药原则

为预防 NSAIDs 的不良反应，在用药前需全面评估患者的风险因素。对于有胃肠道疾病史（如胃溃疡、十二指肠溃疡）、心血管疾病史（如冠心病、高血压）、肾功能不全等高危患者，

应谨慎选择 NSAIDs。在使用过程中，可采取一些预防措施。为减少胃肠道不良反应，可同时使用胃黏膜保护剂，如质子泵抑制剂（奥美拉唑、兰索拉唑等）或 H_2 受体拮抗剂（雷尼替丁、法莫替丁等）。对于心血管疾病高风险的患者，应严格控制 NSAIDs 的使用剂量和疗程，避免不必要的长期使用。同时，在用药期间需密切监测患者的血压、肾功能等指标。

NSAIDs 在缓解骨关节炎疼痛中占据重要地位，是缓解轻至中度疼痛的一线药物。但在使用时应遵循合理使用原则。首先，应根据患者的疼痛程度、病情进展以及个体差异，选择合适的 NSAIDs 类型和剂量。尽量采用最低有效剂量和最短疗程，以减少不良反应的发生。其次，在治疗过程中，需密切观察患者的症状缓解情况和不良反应发生情况，及时调整治疗方案。对于疼痛控制不佳或不良反应难以耐受的患者，应考虑联合其他药物或治疗方法。

2. 软骨保护剂

（1）作用机制

硫酸氨基葡萄糖和硫酸软骨素等软骨保护剂在骨关节炎治疗中具有独特的作用机制。硫酸氨基葡萄糖是软骨基质中聚氨基葡萄糖的基本成分，可刺激软骨细胞合成蛋白多糖和胶原纤维，促进软骨基质的合成。同时，它还能抑制基质金属蛋白酶等基质降解酶的活性，减少软骨基质的分解，从而保护软骨结构和功能。硫酸软骨素则可通过与胶原纤维结合，增强软骨的弹性和抗压能力。此外，它还具有一定的抗炎作用，能够抑制炎症介质的释放，减轻关节内炎症反应。硫酸软骨素与硫酸氨基葡萄糖协同作用，共同促进软骨的修复和再生，延缓骨关节炎的进展。

（2）临床疗效证据

大量临床研究为硫酸氨基葡萄糖和硫酸软骨素的临床疗效提供了有力证据。多项随机对照试验表明，长期使用硫酸氨基葡萄糖可显著改善骨关节炎患者的关节疼痛、僵硬和功能障碍等症状。例如，一些研究追踪观察使用硫酸氨基葡萄糖治疗骨关节炎的患者，发现其在治疗3~6个月后，关节疼痛评分明显降低，关节活动度增加。在延缓疾病进展方面，影像学研究显示，长期使用硫酸氨基葡萄糖的患者，关节间隙狭窄的进展速度相对缓慢，提示其对关节软骨具有保护作用。硫酸软骨素同样具有良好的临床疗效，与硫酸氨基葡萄糖联合使用时，效果更为显著。临床研究表明，联合使用硫酸氨基葡萄糖和硫酸软骨素，在缓解关节疼痛、改善关节功能以及延缓关节软骨退变等方面，均优于单独使用其中一种药物。

（3）用法用量及疗程

硫酸氨基葡萄糖的常用剂型有胶囊、片剂等。一般口服剂量为每日1500mg，分2~3次服用。建议持续服用3个月以上，以获得较好的疗效。骨关节炎是一种慢性疾病，软骨的修复和再生需要较长时间，因此长期服用硫酸氨基葡萄糖有助于维持疗效。硫酸软骨素的常用剂量为每日800~1200mg，分2~3

次口服。其疗程同样建议在3个月以上。在临床实践中，可根据患者的病情和个体反应，适当调整用药剂量和疗程。病情较重或对药物反应不佳的患者，可在医生指导下适当增加剂量或延长疗程。

3. 关节内注射药物

（1）透明质酸钠

透明质酸钠关节内注射在骨关节炎治疗中具有多种作用。首先，它能够润滑关节，增加关节液的黏稠度和润滑性，减少关节面之间的摩擦，从而缓解疼痛。其次，透明质酸钠可抑制炎症介质的释放，减轻关节内炎症反应。此外，它还能促进软骨细胞的增殖和分化，刺激软骨基质的合成，有助于软骨的修复。

透明质酸钠的注射方法一般为关节腔内穿刺注射。以膝关节为例，患者取仰卧位，膝关节伸直或稍屈曲，在严格无菌操作下，选择合适的穿刺点（如髌骨外上缘或内上缘），使用注射器将透明质酸钠缓慢注入关节腔内。注射频率通常为每周1次，连续注射3~5次为一个疗程。根据患者的病情，可在1~3个月后重复一个疗程。透明质酸钠关节内注射的不良反应相对较少，部分患者可能在注射后出现局部轻微疼痛、肿胀或短暂的关节不适，一般在1~2天内可自行缓解。极少数患者可能出现过敏反应，但较为罕见。

（2）糖皮质激素

糖皮质激素关节内注射主要适用于骨关节炎的急性炎症

期，当患者关节出现明显红、肿、热、痛等急性炎症表现时，可考虑使用。常用的糖皮质激素有曲安奈德、倍他米松等。以膝关节为例，一般注射剂量为曲安奈德 20~40mg 或倍他米松 5~10mg，根据关节大小和病情适当调整剂量。注射方法与透明质酸钠类似，采用关节腔内穿刺注射。注射频率不宜过高，一般 3~6 个月注射 1 次，避免频繁注射导致关节软骨损伤、感染等并发症。

在使用糖皮质激素关节内注射时，需注意严格遵守无菌操作原则，防止关节感染。同时，注射后需密切观察患者的局部反应和全身情况。部分患者在注射后可能出现局部皮肤色素沉着、皮下组织萎缩等不良反应。长期或频繁使用糖皮质激素还可能导致血糖升高、血压波动等全身不良反应。因此，糖皮质激素关节内注射应谨慎使用，严格掌握适应证和注射频率。

4. 其他药物

（1）双膦酸盐类药物

在骨关节炎合并骨质疏松的患者中，双膦酸盐类药物具有重要的应用价值。双膦酸盐类药物主要通过抑制破骨细胞的活性，减少骨吸收，从而增加骨密度，降低骨折风险。对于骨关节炎患者，由于关节局部的炎症反应和力学环境改变，可能会加速骨量丢失，合并骨质疏松症的风险增加。使用双膦酸盐类药物进行抗骨质疏松症治疗，不仅可以改善骨密度，还可能对骨关节炎病情产生积极影响。研究表明，双膦酸盐类药物可能通过抑制炎症介质的释放，减轻关节局部的炎症反应，从而缓解骨关节炎患者的疼痛症状。同时，增加骨密度有助于改善关节的力学稳定性，减少关节软骨的进一步损伤。常用的双膦酸盐类药物如阿仑膦酸钠，一般用法为每周70mg口服，或每日10mg口服。使用时需注意，阿仑膦酸钠应在清晨空腹时用大量清水送服，服药后保持直立位至少30分钟，以减少胃肠道不良反应。

（2）新兴药物研究进展

新兴药物领域中，针对细胞因子的生物制剂在骨关节炎治疗方面正逐步崭露头角，展现出极为广阔的应用前景。骨关节炎作为一种复杂的关节退行性疾病，其发病机制错综复杂，涉及多种细胞因子的协同参与。TNF-α便是其中关键的促炎细胞因子之一。在骨关节炎病程中，滑膜细胞、巨噬细胞等多种细胞在炎症刺激下会大量分泌TNF-α。TNF-α通过与细胞表面的特异性受体结合，激活一系列细胞内信号通路，如NF-κB信号通路。被激活的NF-κB进入细胞核，调控一系列炎症相关基因的表达，促使IL-6、IL-8等其他炎症介质的合成与释放，进而加剧关节内的炎症反应。同时，TNF-α还能诱导MMPs的表达上调，MMPs可降解关节软骨中的胶原蛋白、蛋白多糖等重要成分，加速软骨降解。

IL-1同样在骨关节炎的发病进程中扮演着核心角色。IL-1主要由活化的巨噬细胞产生，其作用广泛且深入。在关节内，IL-1可刺激软骨细胞合成PGE_2，PGE_2不仅能直接引起疼痛

第七章 治疗

感觉，还能进一步增强炎症反应。IL-1还能促进软骨细胞凋亡，减少软骨基质的合成，同时增加MMPs的分泌，从多个层面加速关节软骨的退变。此外，IL-1在骨重塑过程中也发挥作用，它可促进破骨细胞的活化与增殖，导致骨吸收增加，破坏关节的正常骨结构。

鉴于TNF-α、IL-1等细胞因子在骨关节炎发病机制中的关键作用，针对这些细胞因子研发的生物制剂应运而生。TNF-α拮抗剂，如依那西普、英夫利西单抗等，通过特异性地与TNF-α结合，阻断其与细胞表面受体的相互作用，从而有效抑制TNF-α介导的信号传导通路。这一作用机制使得下游炎症介质的产生减少，关节内炎症反应得以减轻。IL-1拮抗剂，如阿那白滞素，能够竞争性地与IL-1受体结合，阻止IL-1与受体的结合，进而阻断IL-1的生物学活性，抑制其引发的一系列炎症反应、软骨降解和骨重塑异常。

目前，针对这些生物制剂在骨关节炎治疗中的疗效和安全性，多项临床试验正在紧锣密鼓地开展。在一些早期临床试验中，纳入了不同病情程度的骨关节炎患者，对生物制剂的治疗效果进行观察。初步研究结果令人鼓舞，部分生物制剂在缓解骨关节炎疼痛方面表现出一定成效。通过VAS等疼痛评估工具发现，接受生物制剂治疗的患者，其关节疼痛评分在治疗后的一段时间内有所降低。在关节功能改善方面，采用西安大略和麦克马斯特大学骨关节炎指数（WOMAC）等评估体系，发现患者的关节活动度增加，关节僵硬程度减轻，日常活动能力得到一定程度的提升。

然而,生物制剂在临床应用过程中也面临诸多挑战。高昂的成本是阻碍其广泛应用的重要因素之一。生物制剂的研发、生产过程复杂,涉及基因工程技术、大规模细胞培养等先进且成本高昂的工艺,这使得生物制剂的价格普遍偏高,给患者带来沉重的经济负担。从潜在的免疫原性角度来看,生物制剂大多为蛋白质类药物,作为外源性物质进入人体后,可能会被免疫系统识别为异物,从而引发免疫反应。这种免疫反应不仅可能降低生物制剂的疗效,还可能导致过敏反应等不良反应,增加患者的治疗风险。此外,生物制剂在抑制炎症反应的同时,也可能影响机体的正常免疫防御功能,使患者面临感染风险增加的问题。例如,使用 TNF-α 拮抗剂的患者,感染结核分枝杆菌或其他细菌、真菌等病原体的风险相对升高。

基于上述情况,未来迫切需要开展进一步的大规模、多中心、随机对照的临床试验。通过扩大样本量,涵盖不同年龄、性别、病情阶段的骨关节炎患者,更全面、准确地验证生物制剂的疗效和安全性。同时,在试验过程中,深入研究生物制剂的最佳使用剂量、疗程以及联合治疗方案等,以优化治疗方案。通过这些努力,有望克服当前面临的诸多问题,推动针对细胞因子的生物制剂在骨关节炎治疗中的广泛应用,为广大骨关节炎患者带来更有效的治疗选择。

三 手术治疗

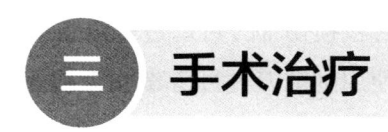

1. 关节清理术

（1）适应证

关节清理术主要适用于关节内存在明确病变导致疼痛和功能障碍的情况。当关节内出现游离体时，这些游离体可在关节活动过程中卡在关节面之间，引起突发的疼痛和卡顿现象。游离体的来源多样，可能是由关节软骨磨损、剥脱，或者滑膜软骨瘤病等原因产生。半月板损伤也是常见的适应证之一，半月板撕裂后，其碎片可能会干扰关节的正常活动，引发疼痛、肿胀以及关节交锁等症状。滑膜增生同样是重要的适应证，过度增生的滑膜会分泌过多的滑液，导致关节肿胀，并且增生的滑膜组织可能会侵犯关节软骨，加速软骨的磨损，引起疼痛和关节功能受限。

（2）手术方法

关节清理术可以通过关节镜下或切开的方式进行。关节镜下清理术是目前较为常用的方法，具有创伤小、恢复快的优点。手术时，患者在麻醉状态下，医生在关节周围做几个小切口，插入关节镜和手术器械。通过关节镜的光源和成像系统，医生可以在显示屏上清晰观察关节内的情况。对于关节内的游离体，可使用专门的抓钳将其取出；半月板损伤部分可以进行修整或部分切除；增生的滑膜组织可以使用刨削刀进行清除。切开清理术则相对创伤较大，一般在关节病变复杂、关节镜下操作困难或者需要同时处理关节外病变时采用。具体做法是直接切开皮肤、肌肉等组织，暴露关节腔后进行清理操作。

（3）手术效果及长期随访结果

关节清理术在缓解疼痛和改善关节功能方面具有一定的效果。大部分患者在短期内能够感受到疼痛减轻、关节卡顿和交锁现象减少。这是因为手术清除了关节内的机械性刺激因素，如游离体和半月板碎片，同时减少了滑膜炎症对关节软骨的侵蚀。然而，从长期随访来看，关节清理术的效果存在一定的个体差异。对于一些病情较轻、关节软骨磨损不严重的患者，手术效果可能维持较长时间，患者的关节功能可以得到较好的恢复，患者能够正常进行日常活动。但对于关节软骨已经严重磨损、骨关节炎处于较晚期的患者，关节清理术只起到暂时缓解症状的作用，随着时间的推移，疼痛和功能障碍可能会再次出现。

（4）术后康复注意事项

术后康复对于关节清理术的效果至关重要。在早期，患者需要遵循医生的建议进行适当休息，同时要注意伤口的护理，保持伤口清洁干燥，避免感染。一般在术后几天内，患者应根据情况开始进行关节活动度的训练。早期的关节活动可以通过被动运动开始，如使用CPM（持续被动运动）机帮助膝关节进行屈伸活动，逐渐增加关节的活动范围。随着恢复的进展，患者可以进行主动的关节活动训练，包括关节的屈伸、旋转等动作。康复过程中要注意避免过度活动导致关节肿胀和疼痛加剧。同时，肌肉力量的训练也不能忽视，通过股四头肌等关节周围肌肉的收缩训练，可以增强关节的稳定性。一般需要持续进行数月的康复训练，具体的康复计划应根据患者的个体情况和手术情况进行调整。

2. 截骨术

（1）适应证

膝关节周围截骨术主要适用于下肢力线异常且伴有单间室骨关节炎的患者。例如，胫骨高位截骨术（HTO）常用于膝关节内侧间室骨关节炎，当患者存在膝内翻畸形时，内侧间室承受的压力过大，导致关节软骨磨损加速。通过HTO手术，可以纠正下肢力线，将部分压力从内侧间室转移到外侧间室，从而减轻内侧病变部位的压力，缓解疼痛并延缓骨关节炎的进展。股骨远端截骨则适用于一些特殊的力线异常情况，如股骨侧的畸形导致的关节压力分布不均。

（2）手术原理

截骨术的核心原理是通过改变下肢的力线，调整关节面的受力分布，达到减轻病变部位压力的目的。以胫骨高位截骨为例，手术在胫骨近端进行截骨，然后通过撑开或闭合截骨部位，改变胫骨的角度。在矫正力线的过程中，使得膝关节的负荷从病变较重的一侧间室转移到相对健康的一侧间室。这样可以为病变的软骨和半月板提供一个相对低压力的恢复环境，同时减少了因异常力线导致的进一步软骨磨损和骨质增生。

（3）手术技术要点

胫骨高位截骨术在技术上要求较高。手术过程中，精准的截骨位置和角度是关键。医生需要根据患者的术前影像学检查（如X线、CT等）详细规划截骨的位置和角度，以确保术后下肢力线得到准确的矫正。在截骨过程中，要注意保护周围的神经、血管和软组织。例如，在胫骨内侧操作时，要避免损伤隐神经和大隐静脉。同时，截骨后的固定也很重要，通常采用钢板和螺钉进行坚强的内固定，以保证截骨部位的稳定性，促进骨愈合。股骨远端截骨术同样需要精确的手术操作，根据不同的适应证和畸形类型，选择合适的截骨平面和固定方式。

（4）术后并发症

截骨术后可能出现一些并发症。早期并发症包括伤口感染、出血和神经、血管损伤。伤口感染可能会影响截骨部位的愈合，严重时可能需要再次手术清创。如果出血较多，可能会形成血肿，压迫周围组织，影响肢体的血液循环和神经功能。神经血管损伤虽然相对少见，但一旦发生，可能会导致下肢的感觉和运动功能障碍。晚期并发症主要是截骨部位的延迟愈合或不愈合。这可能与截骨部位的血运破坏、固定不牢固或者患者的个体因素（如营养不良、吸烟等）有关。此外，力线矫正过度或不足也是可能出现的问题，这会影响手术的效果，可能导致疼痛缓解不明显或者关节功能恢复不佳。

（5）康复方案

术后康复方案的合理制定对于患者的恢复至关重要。在早期，患者需要使用支具固定膝关节，保持肢体的正确位置，促进截骨部位的愈合。一般在术后几天内，开始进行足趾和踝关节的活动，以促进血液循环，防止下肢深静脉血栓形成。随着伤口的愈合和疼痛的减轻，逐渐开始膝关节的被动活动，同样可以借助CPM机进行。在截骨部位初步愈合后（通常根据影像学检查判断），开始进行膝关节的主动活动和轻度的负重训练。康复过程中要密切观察患者的反应，根据截骨部位的愈合情况和关节功能的恢复情况，逐步增加负重和活动强度。整个康复过程可能需要数月至1年，其间需要定期进行复查，评估康复效果和截骨部位的愈合情况。

3. 关节置换术

（1）适应证

人工全膝关节置换（TKA）和人工全髋关节置换（THA）主要适用于严重关节疼痛、畸形和功能障碍，且经过保守治疗无效的患者。对于膝关节，当患者出现严重的关节间隙狭窄、骨质增生导致的膝内翻或膝外翻畸形，并且疼痛难以通过药物、物理治疗等方法缓解，严重影响日常生活（如行走、上下楼梯、坐立等）时，考虑进行 TKA。髋关节方面，当髋关节出现严重的股骨头坏死、髋臼磨损、髋关节脱位或强直，伴有剧烈疼痛和明显的活动受限，保守治疗不能改善患者的生活质量时，THA 是有效的治疗方法。

（2）手术技术进展

在手术技术领域，随着医学科技的飞速发展，近年来于关节置换术方面的研究斩获了诸多显著进展。微创技术在 TKA 与 THA 中的应用，可谓关节外科领域的一大革新。

微创 TKA 与 THA 凭借精细化的操作理念，着力于减小手术切口的尺寸。传统关节置换手术往往需要较大的切口以充分暴露手术视野，这不可避免地会对手术区域周围广泛的肌肉、肌腱、筋膜等软组织造成较为严重的损伤。而微创技术下，通过精准规划手术入路，将手术切口控制在较小范围，极大程度地减少了对这些软组织的剥离与破坏。以微创 TKA 为例，手术切口长度可从传统的 15～20 厘米缩短至 8～10 厘米，显著降低了对膝关节周围伸膝装置（如股四头肌肌腱、髌腱等）的损伤。在 THA 中，微创技术可使手术切口长度缩短至常规手术的一半左右，对髋关节周围的臀中肌、臀小肌以及外旋肌群等软组织的损伤大幅减轻。这种对周围软组织损伤的减少，带来了一系列积极影响。首先，术后疼痛明显减轻，这是因为软组织损伤的减少意味着术中对神经末梢的刺激与损伤降低，同时术后局部炎症反应减轻，释放的疼痛介质减少。临床研究表明，接受微创关节置换术的患者，术后疼痛评分在术后即刻、术后

24 小时、术后 48 小时等多个时间节点均显著低于传统手术患者。其次，并发症的发生率也得以降低。由于软组织损伤小，术后伤口愈合更快，感染风险降低。同时，因肌肉等软组织功能保留较好，关节周围的稳定性得以更好地维持，减少了术后关节脱位等并发症的发生概率。

计算机导航辅助技术在关节置换手术中的逐渐成熟，更是让手术的精准性有了质的飞跃。在手术开展前，医生会借助先进的医学影像技术，如 CT、MRI 等，获取患者详细的骨骼结构数据。随后，计算机系统基于这些数据对患者的骨骼结构进行高精度的三维重建，构建出与患者实际骨骼形态高度契合的数字化模型。在手术过程中，计算机导航系统通过红外线、电磁等定位技术，对手术器械以及患者骨骼的实时位置进行动态追踪。当医生进行关节假体植入操作时，计算机导航系统能够根据预设的手术方案以及实时监测到的骨骼位置变化，为医生提供精准的导航指引。例如，在 TKA 手术中，计算机导航可精确指导医生对胫骨平台和股骨髁的截骨位置与角度，确保截骨平面的准确性，误差可控制在极小范围内；在 THA 手术中，能帮助医生更精确地确定髋臼假体的植入角度和深度，以及股骨柄假体在髓腔内的位置和旋转角度。这种精确的假体植入，优化了假体在关节内的位置和力线。合理的假体位置和力线对于患者术后的功能恢复起着关键作用。术后，患者关节的活动更加自然流畅，疼痛明显减轻，关节功能恢复更快。长期来看，正确的假体位置和力线分布能够使假体在关节内承受的应力更加均匀，有效减少了假体磨损和松动的风险，有利于假体的长期稳定性，延长了人工关节的使用寿命。

（3）围手术期管理

术前评估是围手术期管理的重要环节。医生需要对患者的全身健康状况进行全面评估，包括心肺功能、凝血功能、营养状况等。对于存在基础疾病（如高血压、糖尿病、冠心病等）的患者，需要在术前将病情控制在稳定状态。同时，要对关节病变的程度和范围进行详细的影像学评估，以确定合适的假体类型和手术方案。术后康复是关节置换术成功的关键因素之一。在术后早期，患者需要在医护人员的指导下进行床上的肢体活动，如踝关节的屈伸、股四头肌的收缩等，以预防下肢深静脉血栓形成和肌肉萎缩。随着恢复的进展，逐渐开始进行坐立、站立和行走训练。康复过程中要注意观察伤口情况，避免感染，同时要根据患者的耐受情况，合理调整康复计划。并发症预防同样不容忽视，常见的并发症包括感染、下肢深静脉血栓形成、假体松动和脱位等。为预防感染，手术室的无菌操作和术后的抗生素应用非常重要。对于下肢深静脉血栓形成，可以采用物理预防（如使用弹力袜、间歇性气压装置）和药物预防（如低分子量肝素）相结合的方法。假体松动和脱位主要通过正确的手术操作和术后康复指导来预防。

（4）人工关节使用寿命及影响因素

人工关节的使用寿命始终是患者与医生共同高度关注的核心问题，其不仅直接关系到患者术后长期的生活质量，亦对临

第七章 治疗

床治疗方案的抉择与评估有着深远影响。

在现代医学技术的推动下，人工膝关节与髋关节假体在设计理念及材料选用方面历经了长足且显著的改进。就设计而言，借助先进的计算机辅助设计（CAD）与计算机辅助制造（CAM）技术，如今的假体设计能够高度模拟人体关节的解剖结构与生物力学特性。以人工膝关节假体为例，其设计充分考量了膝关节在屈伸、旋转等多向运动中的复杂力学需求，通过优化关节面的曲率、轮廓以及关节间隙等参数，使假体在运动过程中能更贴合人体自然膝关节的运动轨迹，有效降低了异常应力的集中。在髋关节假体设计上，对髋臼杯与股骨头的匹配度进行了深入研究与改进，确保两者在长期的相对运动中保持良好的稳定性与协调性。

在材料领域，一系列新型且高性能的材料被广泛应用于人工关节制造。诸如陶瓷对陶瓷组合，陶瓷材料凭借其卓越的硬度、极低的摩擦系数以及良好的生物相容性，极大地减少了关节面之间的磨损，显著降低了磨损颗粒的产生。金属对高交联聚乙烯的搭配亦是常见且成熟的选择，高交联聚乙烯经过特殊的交联处理，其耐磨性相较于传统聚乙烯材料得到了大幅提升，配合优质的金属材料，能够为关节提供稳定且持久的支撑。基于上述设计与材料方面的进步，从理论及大量临床研究数据来看，现代人工膝关节和髋关节假体的使用寿命具备达到 15~20 年甚至更为长久的潜力。

然而，在实际临床应用中，人工关节的使用寿命会受到多元复杂因素的综合影响。患者自身因素在其中占据重要地位。年龄层面，年轻患者由于预期寿命较长，人工关节在体内需承受更长时间的使用考验。体重方面，体重较大的患者，其关节所承受的负荷显著增加。以髋关节为例，每增加1千克体重，髋关节在日常活动中所承受的压力会相应增加数倍。而活动水平亦是关键，活动量较多的年轻且体重较大的患者，其人工关节在频繁的屈伸、负重等活动中，所承受的压力与磨损相较于普通患者更为剧烈。这种持续高强度的压力与磨损，会加速关节面的磨损进程，致使假体的使用寿命可能出现明显缩短。

假体自身的材料特性与设计构造同样深刻影响其使用寿命。高质量的假体材料，如前文提及的陶瓷对陶瓷、金属对高交联聚乙烯等组合，在耐磨性与稳定性方面具有天然优势。从材料微观结构来看，陶瓷材料的晶体结构致密，不易产生磨损碎屑；高交联聚乙烯经过交联处理后，分子链之间的交联程度增加，使其抗磨损能力显著增强。在设计维度，优化的关节面匹配度能够确保关节在运动过程中力的均匀分布，减少局部应力集中。良好的固定方式亦至关重要，无论是采用骨水泥固定还是非骨水泥的生物固定方式，均需保证假体与人体骨骼之间形成稳定且持久的结合。例如，非骨水泥生物固定假体通过表面的特殊涂层设计，促进骨组织长入假体表面的孔隙结构，实现生物学固定，从而提高假体的长期稳定性。

手术技术在人工关节使用寿命的保障中扮演着无可替代的关键角色。精确的假体植入位置是确保假体正常发挥功能的基础。在人工膝关节置换手术中，若胫骨假体与股骨假体的植入位置出现偏差，哪怕仅有微小的角度或位移差异，都可能导致关节在运动过程中出现异常的应力分布，加速假体的磨损。在髋关节置换手术中，髋臼假体的植入角度对髋关节的稳定性和假体磨损有着决定性影响。良好的力线恢复同样重要，通过手术精准恢复下肢的正常力线，能够使人工关节在日常活动中承受的压力更为合理。例如，在膝关节置换术后，若下肢力线恢复不佳，可能导致膝关节一侧承受过大压力，进而引发假体的异常磨损。通过精湛的手术技术实现精确的假体植入位置与良好的力线恢复，能够有效减少假体的异常磨损，为延长人工关节使用寿命提供坚实保障。

（5）翻修手术适应证与技术要点

当人工关节出现松动、感染、磨损、假体周围骨折等一系列严重影响其正常功能及患者生活质量的状况时，往往有可能对人工关节实施翻修手术，以此来改善关节功能，缓解患者痛苦。

在众多引发翻修手术的因素中，假体松动是较为常见的原因。从病理生理机制层面剖析，假体松动可能源于多种因素的综合作用。骨溶解现象在其中扮演着关键角色，人工关节在长期使用过程中，由于关节面之间的摩擦、磨损，会产生大量的磨损颗粒，这些颗粒多为金属、聚乙烯等材质。机体免疫系统将这些磨损颗粒识别为异物后，会启动一系列免疫反应，巨噬细胞等免疫细胞聚集在磨损颗粒周围，释放如肿瘤坏死因子 – α、IL-1 等炎症介质。这些炎症介质可激活破骨细胞，促使骨组织被过度吸收，进而导致假体周围骨量减少，出现骨溶解，最终引发假体松动。此外，初次手术时假体固定不牢也是导致松动的重要因素。无论是采用骨水泥固定，还是非骨水泥生物固定方式，若手术操作过程中未能严格遵循技术规范，如骨水泥的填充不充分、分布不均匀，或者非骨水泥假体表面与骨床的贴合度不佳，都可能使得假体在早期即出现微动。随着时间推移，微动逐渐加剧，破坏了假体与骨组织之间原本应有的稳定结合，导致松动。除了上述因素，长期存在的异常力线也会对假体稳定性造成严重影响。当患者术后由于肢体对线不良、关节周围肌肉力量失衡等，致使人工关节长期承受异常的应力分布，如过度的剪切力、扭力等，超出了假体设计所能承受的力学范围，会加速假体－骨界面的磨损与破坏，最终引发假体松动。

感染作为人工关节置换术后最为严重的并发症之一，一旦确诊，及时进行翻修手术便成为当务之急。感染的病原体种类繁多，常见的有金黄色葡萄球菌、表皮葡萄球菌等细菌，以及真菌等。感染的发生途径多样，可能源于术中手术室环境的污染、手术器械消毒不彻底，也可能是术后伤口护理不当，细菌通过皮肤切口侵入关节腔。感染一旦在关节内形成，会迅速引发强烈的炎症反应，导致关节局部红肿、疼痛加剧，关节功能严重受限。若干预不及时，感染可能会进一步扩散，累及周围软组织及骨骼，甚至引发全身性感染症状，如发热、打寒战等。在这种情况下，翻修手术的核心目标在于彻底清除感染灶，这不

第七章 治疗

仅包括关节腔内的脓性分泌物、炎性肉芽组织，还需对感染累及的骨组织进行清创。同时，必须更换全新的假体，以消除感染源，重建关节的正常结构与功能。

翻修手术在技术实施层面存在诸多难点，其中处理复杂的骨缺损和软组织问题尤为关键。鉴于初次手术对骨组织和软组织的创伤，以及长期的关节病变过程，翻修时所面临的骨缺损情况往往极为复杂。骨缺损的类型多样，可能是由于骨溶解导致的广泛骨量丢失，呈现为阶段性骨缺损；也可能是由于感染清创时去除了大量感染骨组织，造成的不规则骨缺损。为有效重建骨结构，常常需要采用特殊的骨移植材料。同种异体骨来源广泛，其骨小梁结构和力学性能与自体骨较为相似，在经过严格的处理（如深低温冷冻、辐照灭菌等）后，可有效降低免疫原性，在翻修手术中常用于填充较大的骨缺损区域，为新骨的生长提供支架。人工骨则具有良好的生物相容性和骨传导性，能够诱导周围骨组织长入，常用的人工骨材料如磷酸钙陶瓷等，可根据骨缺损的具体形状进行塑形，适用于各种类型的骨缺损修复。

与此同时，在翻修手术过程中，恢复关节的力线和稳定性是确保手术成功的重要环节。精确恢复关节力线，需要医生借助先进的影像学技术（如 CT 三维重建、术中透视等），对患者下肢骨骼的整体结构进行全面评估，确定关节假体的最佳植入位置与角度。选择合适的翻修假体亦是关键，翻修假体在设计上通常需要具备更强的固定能力和适应复杂骨缺损的特性。例如，一些翻修假体采用了加长柄设计，能够深入髓腔，获得更广泛的骨接触面积，增强假体的稳定性。在手术操作过程中，医生必须秉持高度的谨慎态度，小心处理周围的神经、血管和软组织。由于初次手术造成的局部解剖结构紊乱，以及长期病变导致的组织粘连，神经、血管的位置可能发生变异，在手术操作时极易受到损伤。一旦神经损伤，可能导致患者肢体感觉异常、肌肉无力甚至瘫痪；血管损伤则可能引发大出血，严重威胁患者生命安全。因此，手术过程中需精细分离组织，运用电生理监测等技术实时监测神经功能，确保在不损伤周围重要结构的前提下，顺利完成翻修手术，为患者恢复良好的关节功能奠定基础。

四 康复治疗

1. 关节置换术后康复目标

恢复关节活动度：旨在使置换关节的活动范围尽可能接近正常关节水平，以满足患者日常生活中各类动作需求，如髋关节置换术后能正常屈伸、内旋、外旋，满足行走、坐下、起身、穿脱鞋袜等动作；膝关节置换术后恢复良好的屈伸功能，保障正常行走、上下楼梯等活动。这不仅可提升患者的生活便利性，还能预防关节活动受限导致的肌肉萎缩、关节粘连等并发症。

增强肌肉力量：通过针对性训练，强化关节周围肌肉，为关节提供稳定支撑。以髋关节为例，增强臀大肌、臀中肌、股四头肌等肌肉力量，可有效分担髋关节压力，减少假体磨损，提高关节稳定性；膝关节周围的股四头肌、腘绳肌力量增强，有助于更好地控制膝关节活动，提升行走稳定性，减少跌倒风险。

提高生活自理能力：助力患者恢复独立完成日常生活活动的能力，包括个人卫生（洗漱、洗澡等）、穿衣、进食、家务活动等。通过康复训练，患者尽快回归正常生活，减轻对他人的依赖，提升生活质量与自信心。

2. 康复计划制订

（1）早期康复阶段（术后1~2周）

术后第1天： 主要进行踝泵运动，患者平卧，下肢伸直，脚尖尽力向上勾起，保持5~10秒后脚尖尽力向下踩，同样保持5~10秒，重复进行，每组20~30次，每天3~4组。此运动可促进下肢血液循环，预防深静脉血栓形成。同时，进行股四头肌等长收缩训练，方法如前文所述，每组10~15次，每天3~4组，以激活肌肉，防止肌肉萎缩。

术后第2~3天： 在病情允许的情况下，可借助CPM机进行关节被动活动。设定合适的运动范围，如膝关节从0开始，每天增加5°~10°，每次运动30~60分钟，每天1~2次，逐渐增加关节活动度，预防关节粘连。

术后1~2周： 继续进行踝泵运动、股四头肌等长收缩训练，并增加臀肌收缩训练。患者仰卧位，臀部肌肉用力收缩，保持5~10秒后放松，每组10~15次，每天3~4组。开始使用助行器进行床边站立及短距离行走训练，每次5~10分钟，每天2~3次，注意保持正确姿势，身体重心均匀分布在双脚和助行器上。

（2）中期康复阶段（术后3~6周）

关节活动度训练： 继续借助CPM机增加关节活动度，同时可进行主动关节屈伸练习。如膝关节置换患者，坐在床边，双腿自然下垂，主动屈伸膝关节，每组 10~15 次，每天 3~4 组。髋关节置换患者进行仰卧位屈髋屈膝练习，屈髋角度逐渐增加至 90° 左右，每组 10~15 次，每天 3~4 组。

肌肉力量训练：加强股四头肌、臀肌等肌肉力量训练。可采用直腿抬高训练进阶版，在小腿上绑缚适量沙袋，进行直腿抬高，每组 10~15 次，每天 3~4 组。还可进行侧卧位抬腿训练，锻炼臀中肌力量，患者侧卧位，上方腿伸直抬高，保持 5~10 秒后放下，每组 10~15 次，每天 3~4 组。

负重训练：根据患者恢复情况，逐渐增加负重。从部分负重开始，如借助双拐行走，患侧肢体逐渐增加受力，过渡到单拐行走，最后弃拐行走。此阶段需密切观察患者反应，避免过度负重导致假体松动或其他损伤。

（3）晚期康复阶段（术后 6 周以后）

关节活动度训练：持续优化关节活动度，进行更接近日常生活需求的活动训练，如髋关节置换患者进行上下楼梯训练，先上健侧腿，再上患侧腿，下楼梯时反之，每组上下楼梯 5~10 次，每天 2~3 组。膝关节置换患者进行深蹲练习，缓慢下蹲至一定程度后起身，每组 5~10 次，每天 2~3 组。但需注意下蹲深度不宜过大，避免损伤关节。

肌肉力量训练：采用抗阻训练进一步增强肌肉力量。使用弹力带进行髋关节外展、内收、后伸等抗阻训练，以及膝关节屈伸抗阻训练。如将弹力带一端固定，另一端套在脚踝处，进行髋关节外展动作，每组 10~15 次，每天 3~4 组。同时，可进行一些平衡训练，如单腿站立练习，提高关节稳定性。

功能恢复训练： 进行模拟日常生活场景的训练，如模拟从椅子上站起、坐下，搬运轻物等动作，提高患者生活自理能力与对关节的控制能力，更好地回归社会生活。

3. 康复训练方法

关节活动度训练： 除上述借助 CPM 机及主动屈伸练习外，还可采用关节松动术。由专业康复治疗师根据关节解剖结构和运动特点，运用手法对关节进行松动，改善关节活动范围，缓解疼痛与僵硬。例如，对髋关节进行长轴牵引、关节挤压等松动手法，每周 2~3 次，每次 20~30 分钟。

肌肉力量训练： 除了常规的等长收缩、直腿抬高、抗阻训练等，还可利用器械进行训练。如在康复健身房中，使用腿部推举器、髋关节外展训练器等设备，根据患者力量情况设置合适阻力，进行针对性肌肉力量训练，每周 3~4 次，每次 30~45 分钟。

负重训练： 遵循循序渐进原则，从部分负重逐步过渡到完全负重。在部分负重阶段，通过调整拐杖或助行器的使用方式来控制患侧肢体负重程度。同时，借助体重秤等工具，准确测量患侧肢体承受的重量，确保负重增加的合理性。在完全负重后，进行一些轻度的负重行走练习，如在平地上行走一定距离，逐渐增加行走时间和速度。

4. 注意事项

密切观察身体反应：在康复训练过程中，患者需密切关注身体反应，如出现关节疼痛加剧、肿胀明显、发热等异常情况，应立即停止训练，并告知医生或康复治疗师。医生会根据具体情况调整训练方案或进行进一步检查，以排除可能的并发症。

遵循个性化原则：每位患者的身体状况、手术情况及恢复能力存在差异，康复训练方案的制定应严格遵循个性化原则。康复治疗师需根据患者具体情况，如年龄、基础疾病、手术方式等，制定合适的训练强度、频率和时间，避免过度训练或训练不足。

保持正确姿势与动作规范：在进行康复训练时，患者务必保持正确的姿势和动作规范。采用错误的姿势和动作不仅无法达到训练效果，还可能导致关节损伤或假体移位。例如，行走时保持挺胸抬头，眼睛平视前方，步伐适中；进行关节活动度训练时，动作缓慢、平稳，避免暴力屈伸关节。

5. 康复过程中并发症的预防与处理

（1）深静脉血栓形成

预防措施：术后早期积极进行踝泵运动，促进下肢血液循环。使用间歇充气加压装置，通过对下肢不同部位进行周期性充气加压，加速血液回流，降低血栓形成风险，每天使用1～2次，每次30～60分钟。遵医嘱进行抗凝治疗，如皮下注射低分子肝素，密切监测凝血功能指标，确保抗凝效果的同时避免出血风险。

处理方法： 一旦怀疑患者发生深静脉血栓，应立即停止活动，将患肢抬高，高于心脏水平20～30厘米，促进血液回流。及时进行下肢血管超声检查以明确诊断。确诊后，根据血栓形成的部位、范围及患者具体情况，采取相应治疗措施，如使用抗凝药物（华法林、利伐沙班等）进行抗凝治疗，必要时可能需进行溶栓治疗或介入取栓手术。

（2）伤口感染

预防措施： 术后严格遵守无菌操作原则，保持伤口清洁干燥，定期更换伤口敷料。合理使用抗生素预防感染，根据手术类型和患者情况，选择合适的抗生素种类和剂量，严格按照疗程使用。加强患者营养支持，保证摄入足够的蛋白质、维生素等营养物质，增强机体抵抗力。

处理方法： 若发现伤口出现红肿、渗液、疼痛加剧等感染迹象，应及时进行伤口分泌物培养及药敏试验，明确感染病原体。根据药敏结果选用敏感抗生素进行治疗，加强伤口换药，必要时可能需拆除部分缝线，进行伤口引流，促进感染消退。若感染严重，累及关节假体，可能需进行假体取出、清创等手术处理，后期再考虑关节翻修手术。

五 非手术患者康复

1. 非手术骨关节炎患者康复目标

缓解疼痛： 通过各种康复手段，减轻关节疼痛症状，提高患者舒适度，减少疼痛对患者日常生活和睡眠的影响。这有助于改善患者的心理状态，增强其对疾病的应对能力。

延缓病情进展： 采取综合康复措施，包括运动疗法、物理治疗等，减轻关节软骨磨损，改善关节生物力学环境，延缓骨关节炎的发展进程，尽可能保持关节功能，避免病情快速恶化导致关节畸形和功能丧失。

维持关节功能： 通过针对性的康复训练，增强关节周围肌肉力量，改善关节活动度，维持关节的正常功能，患者能够继续进行日常生活活动和适度的运动，提高生活质量。

2. 康复方案制定依据

病情严重程度： 根据骨关节炎的 Kellgren-Lawrence 分级，结合患者的症状、体征及影像学表现来判断病情严重程度。对于轻度骨关节炎患者（Kellgren-Lawrence 分级 Ⅰ~Ⅱ 级），康复方案侧重于早期干预，以运动疗法和物理治疗为主，缓解疼痛，预防病情进展；对于中重度患者（Kellgren-Lawrence 分级Ⅲ~Ⅳ级），除运动和物理治疗外，可能需结合药物治疗，并根据关节功能受损情况，制订更具针对性的康复训练计划，尽可能维持关节功能。

患者身体状况： 考虑患者的年龄、基础疾病、身体耐力等因素。老年患者或合并有心血管疾病、糖尿病等基础疾病的患者，在制定康复方案时，需选择更为温和、安全的康复训练方法，控制训练强度和时间，避免因过度训练引发其他健康问题。例如，对于患有心脏病的患者，有氧运动强度不宜过高，应根据其心脏功能情况，选择合适的运动方式和运动时间。

3. 康复训练内容与频率调整

有氧运动： 推荐低强度、长时间的有氧运动，如散步、游泳、骑自行车等。对于轻度骨关节炎患者，可每周进行 4~5 次有氧运动，每次运动 30~60 分钟。散步时选择平坦、舒适的路面，步伐适中；游泳可在水中借助浮力减轻关节压力，进行蛙泳、仰泳等姿势的练习；骑自行车时调整好座椅高度，避免对膝关节造成过大压力。随着病情改善和身体耐力增强，可适当增加运动强度和时间。对于中重度患者，初始阶段每周进行 2~3 次有氧运动，每次 15~30 分钟，根据患者耐受情况逐渐增加运动频率和时间。

关节活动度训练： 包括主动和被动关节活动度训练。主动训练，如手指关节的屈伸、握拳、伸展练习，膝关节的屈伸练习，髋关节的屈伸、内旋、外旋练习等，每组10~15次，每天3~4组。被动训练可由家属或康复治疗师协助进行，如对膝关节进行轻柔的屈伸按摩，帮助患者扩大关节活动范围，每周2~3次，每次20~30分钟。随着关节功能的改善，逐渐减少被动训练次数，增加主动训练强度。

肌肉力量训练： 采用等长收缩训练、等张收缩训练等方法。如股四头肌等长收缩训练，每组10~15次，每天3~4组；直腿抬高训练，每组10~15次，每天3~4组，可根据患者情况逐渐增加训练难度，如在小腿绑缚沙袋进行训练。肌肉力量训练频率一般为每周3~4次，根据患者疲劳恢复情况和肌肉力量增长情况，适当调整训练频率和强度。

4. 康复过程中定期评估与方案优化

定期评估： 每隔4~6周对患者进行一次全面评估，包括关节疼痛程度（采用视觉模拟评分法VAS等评估工具）、关节活动度测量（使用量角器等工具）、肌肉力量测试（如握力计测量手部肌肉力量，等速肌力测试仪测量下肢肌肉力量）、日常生活能力评估（采用BartheL指数等评估工具）等。通过定期评估，了解患者康复进展情况，判断康复方案的有效性。

方案优化： 根据评估结果，及时调整康复方案。若患者疼痛缓解不明显，可考虑增加物理治疗项目，如中频电疗、超声波治疗等，以增强止痛效果；若关节活动度改善缓慢，可适当增加关节松动术的频率和强度,或调整关节活动度训练方法;若肌肉力量增长不理想,可优化肌肉力量训练计划,增加训练强度或改变训练方式。通过持续优化康复方案,确保康复治疗始终符合患者病情变化情况和康复需求,达到最佳康复效果。

第八章
临床案例分析与经验总结

案例一 膝关节炎的保守治疗

患者基本信息

患者为62岁女性,因"右膝关节疼痛伴活动受限半年"入院。患者既往身体健康,无明显外伤史,但长期承担繁重的家务劳动,每日需频繁上下楼梯,这种长期的负重活动给膝关节造成了持续的压力。

临床表现与诊断

患者自述右膝关节疼痛,在上下楼梯时,由于膝关节承受的压力瞬间增大,疼痛尤为明显;长时间行走后,膝关节持续处于紧张状态,疼痛也会加剧,而经过休息,膝关节得到放松,疼痛便能有所缓解。在体格检查中,可发现其右膝关节呈轻度肿胀状态,用手指按压膝关节内侧间隙,患者会感到明显压痛。进行浮髌试验时,结果呈阴性,这表明关节腔内积液量未达到可通过浮髌试验检测出的程度。测量膝关节活动度,其屈伸范围为0~110°,并且在活动过程中,能明显感觉到摩擦感,这是关节软骨磨损,关节面不再光滑所致。X线检查显示，其右膝关节内侧间隙变窄，关节边缘出现骨质增生。综合患者的症状、体征及影像学检查结果，明确诊断为右膝关节炎（Kellgren-Lawrence 分级 II 级）。此时，关节软骨有轻度磨损，关节间隙开始变窄，有轻度骨赘形成。

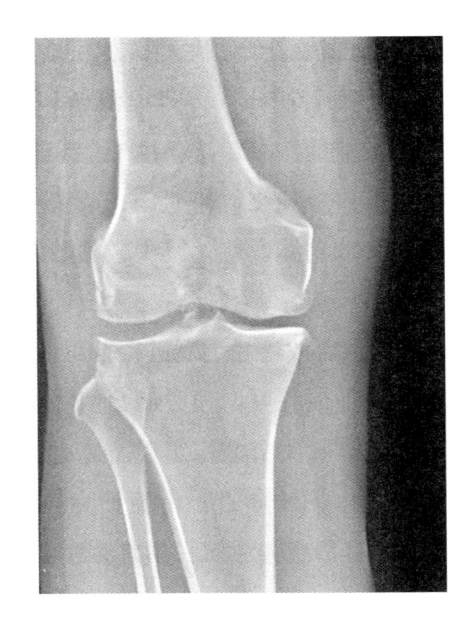

治疗方案

药物治疗： 为有效缓解患者疼痛，给予口服 NSAIDs。经过综合考量，选择塞来昔布，每次剂量为 200mg，每日服用 2 次。塞来昔布能特异性地抑制 COX-2，从而减少前列腺素合成，达到抗炎、止痛的效果，且相较于其他 NSAIDs，其胃肠道不良反应相对较小。同时，为促进软骨修复，让患者口服氨基葡萄糖胶囊，每次剂量为 0.75g，每日服用 3 次。氨基葡萄糖是软骨基质中合成蛋白聚糖所必需的重要成分，补充氨基葡萄糖可刺激软骨细胞产生具有正常多聚体结构的蛋白多糖，提高软骨细胞的修复能力，抑制损伤软骨的酶，如胶原酶和磷脂酶 A2，并可防止损伤细胞的超氧化物自由基的产生，从而可延缓骨关节炎的病理过程和疾病进展。

物理治疗： 对膝关节进行局部热敷，通过热传递，使膝关节周围血管扩张，促进血液循环，缓解肌肉紧张，减轻疼痛。采用专业的按摩手法，由专业康复治疗师对膝关节周围肌肉进行按摩，进一步放松肌肉，改善局部血液循环。此外，安排系统的关节功能锻炼，其中包括股四头肌等长收缩训练，患者需平躺在床上，下肢伸直，大腿前方的股四头肌用力收缩，保持 5~10 秒后放松，重复进行，每次训练 10~15 分钟，每天 3~4 次。这种训练可增强股四头肌力量，在不增加关节活动的情况下，提高膝关节的稳定性。还有直腿抬高训练，患者同样平躺在床上，下肢伸直，将腿抬高至与床面成 30°~45° 角，保持 5~10 秒后缓慢放下，重复多次，每次训练 15~20 分钟，每天 3 次，以此来增强膝关节周围肌肉力量，改善关节稳定性。

生活方式调整： 鉴于长期负重活动对膝关节的损害，强烈建议患者减少上下楼梯、爬山等增加膝关节负担的活动。考虑到体重超标会进一步加重膝关节压力，督促患者控制体重，通过合理饮食和适度运动，逐步减轻体重。为辅助患者行走，减少膝关节受力，建议患者在行走时使用手杖，选择长度合适、手柄舒适的手杖，使用时将手杖置于健侧，行走时先出手杖，再迈出患侧腿，这样能有效分担一部分身体重量，减轻膝关节压力。

治疗效果与随访

经过 3 个月严格执行综合治疗方案，患者膝关节疼痛症状得到明显缓解，疼痛程度较治疗前大幅减轻，对日常生活的影响显著降低。膝关节活动度增加至屈伸 0~120°，活动范围的扩大使患者能更自如地进行日常活动，如行走、上下楼梯等，日常生活能力得到显著改善。在随访的 6 个月期间，患者病情保持稳定，疼痛未再次复发。复查 X 线显示，关节间隙及骨质增生情况无明显进展，表明治疗方案有效延缓了疾病的发展进程。

经验总结

对于处于早期阶段的膝关节骨关节炎患者，保守治疗是一种行之有效的方法。药物治疗在缓解疼痛、延缓疾病进展方面发挥着关键作用，而物理治疗和生活方式调整则相辅相成，有助于改善关节功能，增强关节稳定性，提高患者生活质量。

长期负重活动是导致膝关节骨关节炎发生和发展的重要危险因素。在临床诊疗过程中，务必重视对患者生活方式的指导，帮助患者减少此类活动，并积极控制体重，这对于疾病的治疗和预防复发具有不可忽视的重要意义。

膝关节周围肌肉力量的训练应贯穿整个治疗过程。强壮有力的肌肉能如同"天然护具"一般，更好地保护关节，分散关节承受的压力，减轻关节磨损，从而在一定程度上延缓疾病进展。

案例二　髋关节炎的手术治疗

患者基本信息

患者为 70 岁男性，因"左髋关节疼痛进行性加重 1 年，伴行走困难"入院。患者存在髋关节发育不良病史，这种先天性的髋关节结构异常，使得髋关节在长期的活动过程中受力不均，增加了关节软骨的磨损风险。此外，患者长期从事重体力劳动，进一步加剧了髋关节的负担。

临床表现与诊断

患者左髋关节疼痛异常剧烈，不仅在活动时疼痛难忍，甚至在休息时也会被疼痛困扰，严重影响了睡眠质量。行走时，由于髋关节疼痛和功能受限，患者呈现明显跛行状态，每一步都显得艰难且不稳定。检查髋关节活动度时，发现其屈伸范围仅为 0～70°，内旋、外旋活动也受到极大限制，这严重影响了患者的日常活动能力，如穿衣、坐下、起身等动作都变得极为困难。通过 X 线检查，影像清晰显示其左髋关节间隙明显狭窄，髋臼及股骨头部位出现骨质增生，股骨头形态发生变形。

第八章 临床案例分析与经验总结

为进一步明确髋关节内部结构情况，进行 CT 检查，结果进一步证实髋关节发育不良，关节软骨磨损严重，部分区域软骨几乎完全消失。综合各项检查结果，诊断为左髋关节骨关节炎（Kellgren-Lawrence 分级 Ⅳ 级）。此时，关节软骨严重磨损，关节间隙显著狭窄，有大量骨赘形成，关节畸形明显。

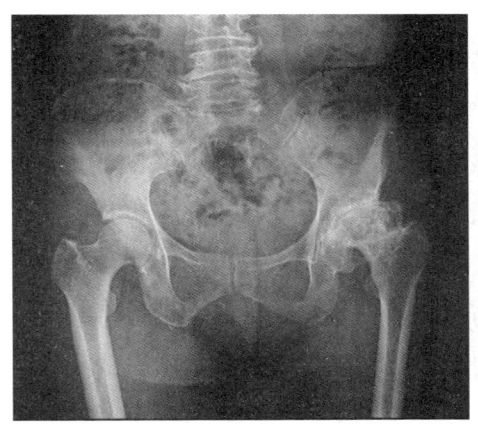

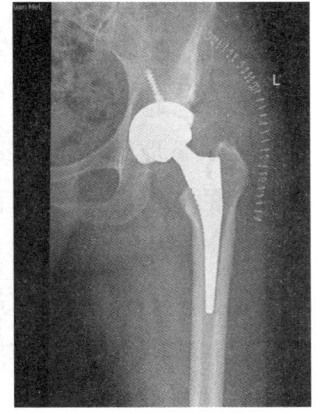

治疗前　　　　　　　　　术后

治疗方案

鉴于患者病情已处于晚期，保守治疗在之前的尝试中效果不佳，经过综合评估，决定为患者施行人工全髋关节置换术。手术过程中，去除病变的髋臼和股骨头，然后精准地植入人工髋关节假体。术后，为预防感染，给予患者抗生素治疗，根据患者的身体状况和手术切口情况，选择合适的抗生素种类和剂量，严格按照疗程使用。同时，为防止下肢深静脉血栓形成，进行抗凝治疗，采用低分子肝素皮下注射，密切监测凝血功能指标，确保抗凝效果的同时避免出血风险。在术后康复方面，专业的康复治疗师根据患者的具体情况，制订了详细的早期康复训练计划。

治疗效果与随访

术后，患者左髋关节疼痛立即消失，长期困扰患者的疼痛问题得到了根本性解决。术后 1 周，在助行器的辅助下，患者便能尝试下地行走，这极大地增强了患者康复的信心。随着康复训练的持续进行，术后 3 个月时，患者髋关节活动度基本恢复正常，屈伸范围达到 0~110°，内旋、外旋活动也明显改善，患者能够较为自如地进行日常活动。在随访的 1 年时间里，患者行走正常，生活质量得到了极大提高。影像学检查显示人工髋关节假体位置良好，无松动及感染等并发症出现，表明手术取得了成功，达到了预期的治疗效果。

经验总结

对于晚期髋关节炎患者，人工全髋关节置换术是一种极为有效的治疗手段，能够显著缓解疼痛，恢复关节功能，极大地提高患者的生活质量，使其重新回归正常生活。

术前对患者病情进行准确、全面的评估至关重要，包括详细了解其髋关节发育情况、骨质条件、身体整体状况等。这些信息对于制定个性化的手术方案、选择合适的人工髋关节假体，

第八章 临床案例分析与经验总结

以及预测手术效果和可能出现的风险,都具有决定性作用。

　　术后早期康复训练是关节功能恢复的关键环节。康复计划应根据患者的年龄、身体状况、手术情况等具体因素制订,具有高度的个性化。在康复过程中,要严格监督患者按照计划进行训练,及时调整训练强度和内容,确保康复训练的有效性和安全性,促进关节功能的顺利恢复。

案例三　手指骨关节炎的综合治疗

患者基本信息

患者为 55 岁女性,因"双手多个手指关节疼痛、畸形伴活动受限 2 年"入院。患者具有家族性骨关节炎病史,遗传因素使其患骨关节炎的风险明显增加。患者长期从事手工编织工作,双手手指关节需要反复进行精细、高强度的活动,这对手指关节造成了慢性损伤。

临床表现与诊断

患者双手多个手指关节出现疼痛症状,疼痛主要集中在近端指间关节(PIP)和远端指间关节(DIP)。在疼痛的同时,关节伴有肿胀、压痛,部分关节已经出现畸形,如典型的 Heberden 结节和 Bouchard 结节。由于关节疼痛和畸形,手指关节活动受到严重限制,握拳动作变得困难,影响了患者的日常生活自理能力,如穿衣、握笔、拿餐具等基本动作都难以完成。进行 X 线检查,影像显示其手指关节间隙狭窄,关节面骨质硬化、增生,并且可见囊性变。综合患者的症状、体征及影像学

第八章 临床案例分析与经验总结

检查，确诊为双手手指骨关节炎。

治疗方案

药物治疗：为缓解患者手指关节疼痛，给予口服 NSAIDs，同时为增强局部止痛效果，局部外用双氯芬酸二乙胺乳胶剂。双氯芬酸二乙胺乳胶剂通过皮肤渗透，可直接作用于疼痛部位，抑制前列腺素合成，发挥抗炎、止痛作用。考虑到骨关节炎患者常伴有骨质疏松风险，为预防骨质疏松，给予患者钙剂和维生素 D 补充治疗。钙剂选择碳酸钙 D_3 片，每日 1~2 片，维生素 D 可促进肠道对钙的吸收，协同钙剂维持骨骼健康。

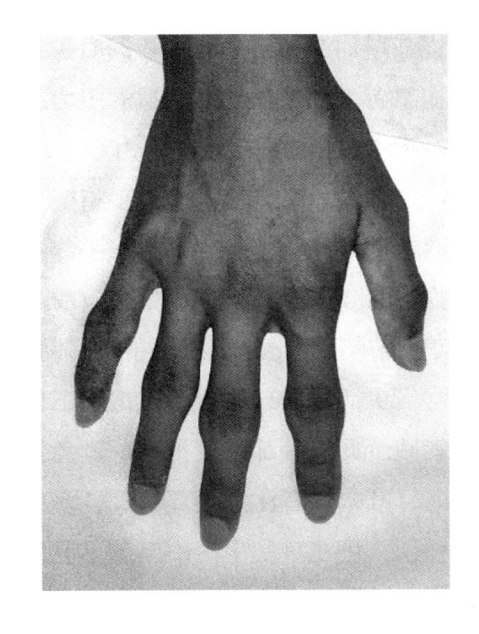

物理治疗：对手部关节进行热敷，可采用温水浸泡或热毛巾敷贴的方式，每次热敷 15~20 分钟，每天 3~4 次，以促进手部血液循环，缓解关节疼痛和肿胀。也可采用蜡疗，将融化的蜡液涂抹或包裹在手部关节部位，利用蜡的温热和可塑性，起到温热理疗和机械压迫的作用，进一步改善局部血液循环，减轻疼痛。开展系统的关节活动度训练，如手指的屈伸、握拳、伸展等动作练习，每次训练 10~15 分钟，每天 3~4 次，以逐渐增加关节活动范围。同时进行握力训练，使用握力器，根据患者手部力量选择合适的阻力级别，每次训练15~20分钟，每天3次，增强手部肌肉力量。

辅助器具：根据患者手指关节畸形和功能受限的情况，为其定制个性化的手部支具。手部支具采用轻便、透气的材料制作，能够准确贴合手部关节，在佩戴后可有效减轻关节压力，纠正关节畸形，改善关节功能，帮助患者更轻松地进行手部活动。

生活指导：鉴于手工编织工作对手指关节的损伤，建议患者减少此类手部过度活动，避免长时间重复性的手指动作。同时，叮嘱患者注意手部保暖，寒冷刺激可能会加重关节疼痛和僵硬，可在日常生活中佩戴手套，尤其是在寒冷季节或接触冷水时。

治疗效果与随访

经过6个月的综合治疗，患者手指关节疼痛明显减轻，肿胀逐渐消退，关节活动度有所改善，握拳动作变得相对轻松，握力也有所增强。在随访的1年时间里，患者病情保持稳定，关节畸形未进一步加重，日常生活能力基本不受影响，能够正常进行各种日常活动，如穿衣、洗漱、进食等。

经验总结

手指骨关节炎的治疗需要采取全方位的综合措施，将药物治疗、物理治疗、辅助器具应用以及生活方式调整有机结合，多管齐下，才能有效缓解症状，延缓疾病进展，提高患者的手部功能和生活质量。

对于具有家族遗传倾向的患者，早期预防和干预至关重要。在临床工作中，应加强对这类患者的健康宣教，指导其尽早识别和避免诱发因素，如过度手部活动，从源头上降低疾病发生和发展的风险。

手部支具的合理使用在手指骨关节炎治疗中具有重要价值。患者通过佩戴定制的合适的手部支具，能够为受损的手指关节提供支撑和保护，减轻关节负担，改善关节功能，是辅助治疗手指骨关节炎的有效手段之一。

案例四　脊柱骨关节炎的多学科治疗

患者基本信息

患者为68岁男性，因"下腰部疼痛伴下肢放射痛3个月，加重1周"入院。患者有长期伏案工作史，长期保持不良的坐姿，使脊柱承受了过大的压力。患者既往有腰椎间盘突出症病史，这使得脊柱的结构和稳定性受到影响，增加了脊柱骨关节炎的发病风险。

临床表现与诊断

患者主要表现为下腰部疼痛，疼痛较为剧烈，同时伴有左下肢放射性疼痛，患者咳嗽、打喷嚏时，其腹压瞬间增加，导致椎管内压力升高，刺激神经根，使下肢放射痛症状加重。腰部活动严重受限，无论是前屈、后伸还是侧屈，都会引发疼痛加剧，活动范围明显减小。进行直腿抬高试验及加强试验，结果均为阳性，这进一步提示神经根受到压迫。CT检查显示，其腰椎间盘出现退变，L4-L5、L5-S1椎间盘突出，突出的椎间盘压迫周围组织。相应节段椎体骨质增生，小关节突关节也出现退变，关节间隙变窄，关节面不平整。综合患者的症状、体征及影像学检查，诊断为腰椎骨关节炎合并腰椎间盘突出症。

治疗方案

多学科协作： 由骨科、康复科、疼痛科组成专业的治疗团队。骨科医生对患者病情进行全面评估，判断手术指征。经过详细讨论，考虑到患者目前症状通过保守治疗有缓解的可能，暂不建议进行手术治疗。

药物治疗： 给予患者NSAIDs，减轻炎症反应，缓解疼痛。为放松紧张的腰部肌肉，开具肌肉松弛剂乙哌立松，每次50mg，每日3次。同时，为促进受压神经根的恢复，给予神经营养药物甲钴胺，每次0.5mg，每日3次。甲钴胺能够参与神经组织内的甲基转换反应，促进核酸和蛋白质合成，修复受损的神经髓鞘和轴突，改善神经传导功能。

康复治疗： 康复科根据患者病情制定了全面的康复方案。首先进行腰椎牵引，通过牵引装置，拉开椎间隙，减轻椎间盘对神经根的压迫，每次牵引20～30分钟，每天1～2次。由专业康复治疗师进行腰部推拿按摩，运用揉、滚、按、推等手法，放松腰部肌肉，调整脊柱关节位置，改善局部血液循环，每次按摩30～40分钟，每周3～4次。采用物理因子治疗，如中频电疗，通过电流刺激，促进局部血液循环，减轻疼痛和肌肉痉挛；红外线照射，利用红外线的温热效应，改善腰部组织代谢，缓解疼痛，每次治疗20～30分钟，每天1～2次。此外，安排腰部核心肌群训练，包括仰卧抬腿、平板支撑等动作，增强腰部肌肉力量，稳定脊柱，每次训练15～20分钟，每天2～3次。

生活方式调整： 指导患者保持正确的坐姿和站姿，坐姿应保持腰部挺直，椅背与腰部贴合，双脚平放在地面；站姿挺胸收腹，双肩自然下垂。避免长时间弯腰负重，如搬重物、弯腰拖地等动作。建议患者定期进行腰部伸展运动，如站立位的腰部左右侧屈、后伸动作，以及仰卧位的腰部拱桥运动等，每次伸展运动持续 10~15 分钟，每天 2~3 次，以缓解腰部肌肉疲劳，减轻脊柱负荷。

治疗效果与随访

经过 8 周严格执行综合治疗方案，患者腰部及下肢疼痛症状明显减轻，疼痛对日常生活的影响大幅降低。腰部活动度逐渐恢复，前屈、后伸及侧屈范围有所增加，直腿抬高试验转为阴性，表明神经根压迫症状得到缓解。在随访的 3 个月期间，患者病情保持稳定，日常生活恢复正常，能够进行适度的活动，如散步、简单家务等，工作和生活基本不受影响。

经验总结

脊柱骨关节炎常与其他脊柱疾病同时存在，病情较为复杂。多学科协作治疗模式能够整合各学科的专业优势，为患者提供全面、精准的治疗方案，提高治疗效果。

康复治疗在脊柱骨关节炎治疗中占据关键地位。通过一系列康复手段，如牵引、推拿按摩、物理因子治疗和核心肌群训练等，能够有效改善脊柱关节功能，增强肌肉力量，减轻疼痛，预防旧病复发，提高患者的生活质量。

第九章

预防与管理

一 预防措施

1. 生活方式调整

（1）保持健康体重

控制饮食： 维持适宜体重是预防骨关节炎的关键环节。摄入过多高热量、高脂肪及高糖食物，易导致体重超标，增加关节负担，尤其是膝关节、髋关节等承重关节。肥胖使关节承受的压力远超正常范围，加速关节软骨磨损，进而诱发骨关节炎。合理控制饮食量至关重要，遵循"早餐吃好、午餐吃饱、晚餐吃少"原则，调整饮食结构。减少精制谷物（如白米饭、白面包）及添加糖的摄入，因其在体内易转化为脂肪。增加富含膳食纤维食物，如全谷物（燕麦、糙米）、蔬菜（西兰花、菠菜、芹菜）、水果（苹果、橙子、香蕉）的摄入，膳食纤维可增加饱腹感，减少其他高热量食物摄取，且有助于肠道蠕动，促进消化与排泄。

增加运动： 结合有氧运动与力量训练，能有效控制体重，增强关节周围肌肉力量，减轻关节负荷。有氧运动推荐每周进行至少150分钟中等强度运动，如快走，速度保持在每分钟

100～120步，可提高心肺功能，消耗热量；慢跑，速度依个人体能调整，一般以能持续跑步且可进行简单对话为宜；游泳对关节压力小，借助水的浮力，减轻关节负重，同时锻炼全身肌肉。力量训练可每周进行2～3次，针对大肌群，如腿部的深蹲练习，起始可进行自重深蹲，每组10～15次，逐渐增加重量；臀部的臀桥训练，平躺在瑜伽垫上，双腿屈膝，臀部抬起至肩、髋、膝呈一条直线，每组15～20次，有助于增强肌肉力量，更好保护关节。

（2）合理饮食结构

富含维生素食物摄入： 维生素在维持关节健康中发挥着重要作用。维生素C具有抗氧化特性，可抑制炎症反应，减少自由基对关节软骨的损伤，促进胶原蛋白合成，维持软骨结构完整性。柑橘类水果（橙子、柚子）、草莓、猕猴桃、青椒等富含维生素C，建议每日摄入100～200mg。维生素D能促进肠道对钙的吸收，维持正常血钙水平，对骨骼健康至关重要，有助于保持关节稳定性。人体可通过晒太阳获取部分维生素D，皮肤在紫外线照射下可合成维生素D，但需注意避免过度暴晒引发皮肤问题。此外，深海鱼类（三文鱼、鳕鱼）、蛋黄、奶制品等食物也富含维生素D，必要时也可在医生指导下补充维生素D制剂。

矿物质摄入： 钙是骨骼的主要成分，充足钙摄入对维持骨骼强度、预防骨质疏松及骨关节炎意义重大。成人每日钙摄入量应达到800～1200mg，牛奶、酸奶、豆制品（豆腐、豆浆）、坚果（杏仁、核桃）等是良好钙源。镁参与骨骼代谢，与钙协同作用，增强骨骼强度，绿叶蔬菜（菠菜、羽衣甘蓝）、全谷物、坚果等食物富含镁。锌有助于软骨细胞修复与再生，牡蛎、瘦肉、坚果等食物含锌丰富。

蛋白质摄入：蛋白质是构成关节软骨、韧带及肌肉的重要物质。优质蛋白质来源包括瘦肉（牛肉、鸡肉、鱼肉）、蛋类、奶制品、豆类及豆制品等。摄入足够蛋白质可促进受损关节组织修复，增强肌肉力量，保护关节。一般成年人每日蛋白质摄入量为每千克体重 1~1.2g，具体可根据个人身体状况、运动强度调整。

（3）运动与关节保护

①**正确的运动方式**

避免过度负重、强冲击性运动：长期进行过度负重或冲击性强的运动，如长期背负重物、频繁爬山、长时间跳绳等，会对关节造成极大压力，加速关节软骨磨损，增加骨关节炎的发病风险。以膝关节为例，爬山时膝关节承受压力可达体重的 3~4 倍，反复高强度压力易使软骨损伤、退变。应选择对关节友好的运动方式，如散步、游泳、骑自行车、瑜伽、太极等。散步是简单有效的运动，速度适中，对关节冲击小；游泳借助水浮力，减轻关节负荷，同时锻炼全身肌肉；骑自行车调整好座椅高度，可减少对膝关节的压力；瑜伽和太极动作缓慢、柔和，注重身体平衡与柔韧性训练，有助于增强关节灵活性与稳定性。

运动前热身、运动后拉伸：运动前充分热身可使关节囊分泌更多滑液，减少关节摩擦，提高肌肉温度与弹性，降低运动损伤风险。热身运动一般持续 5~10 分钟，如快走、关节活动操等。以膝关节为例，可进行膝关节屈伸、旋转活动，每个动作重复 10~15 次。运动后拉伸能缓解肌肉疲劳，减少肌肉酸痛，帮助肌肉恢复正常长度与弹性，促进局部血液循环，加速代谢废物排出。拉伸时间一般为 10~15 分钟，可采用静态拉伸方法，如站立位体前屈拉伸腿部后侧肌肉，保持 30~60 秒；侧弓步拉伸大腿内侧肌肉，每侧保持 30~60 秒。

②**工作与生活中关节保护技巧**

正确的搬重物姿势： 在工作与日常生活中，不正确的搬重物姿势易损伤关节。搬重物时，应先靠近重物，双脚分开与肩同宽，屈膝下蹲，保持背部挺直，用腿部肌肉力量将重物缓慢抬起，避免弯腰直接提起重物，防止腰部与膝关节承受过大压力。搬运过程中，尽量保持重物贴近身体，减少手臂伸展距离，降低对肩部与肘部关节压力。

合理使用辅助工具： 长时间站立或行走时，使用合适的辅助工具可减轻关节负担。如膝关节有不适，可佩戴护膝，提供支撑与保护，分散关节压力；行走困难者，借助拐杖、助行器分担身体重量，减轻下肢关节压力。选择辅助工具时，需确保其尺寸合适、质量可靠，使用方法正确。

调整工作与生活习惯： 避免长时间保持同一姿势，如久坐、久站。久坐会使膝关节处于屈曲状态，影响血液循环，增加关节压力；久站则使下肢关节持续负重。定时起身活动，伸展身体，每坐或站 1~2 小时，进行 3~5 分钟简单活动，如走动、伸展四肢等。睡眠时选择合适的床垫与枕头，保持脊柱自然生理曲度，减轻脊柱关节压力，床垫以软硬适中为宜，枕头高度以能维持颈椎正常前凸为标准。

2. 高危人群筛查与干预

（1）早期筛查方法

定期体检：对于具有骨关节炎高危因素的人群，定期体检至关重要。体检内容包括详细问诊，了解家族史、职业、既往关节损伤史等；体格检查，评估关节活动度，有无压痛、肿胀、畸形等；实验室检查，如血常规、C反应蛋白、红细胞沉降率等，可辅助判断有无炎症；关节液检查，必要时抽取关节液分析，了解关节炎症情况。一般建议高危人群每年进行一次全面体检。

影像学检查：X线检查是骨关节炎常用的筛查方法，可清晰显示关节间隙狭窄、骨质增生、关节畸形等病变，对早期发现骨关节炎有重要意义。对于高危人群，每1~2年进行一次关节X线检查。CT检查可更清晰显示关节骨质结构，对复杂关节病变诊断价值更高。MRI检查能清晰显示关节软骨、韧带、半月板等软组织损伤，对于早期软骨损伤诊断敏感性高。根据高危人群具体情况，医生可选择合适影像学检查方法，必要时联合多种检查手段，提高诊断准确性。

（2）早期干预措施

生活方式指导：针对高危人群，给予个性化生活方式指导。如体重超标者，制订科学饮食与运动计划，帮助控制体重；有不良运动习惯者，指导其选择正确运动方式，进行运动前热身与运动后拉伸；工作中需长期负重或保持特定姿势者，教授关节保护技巧，调整工作习惯。通过生活方式调整，降低骨关节炎发病风险。

预防性药物应用： 在医生的评估下，部分高危人群可考虑预防性使用药物。如硫酸氨基葡萄糖，可促进软骨细胞合成蛋白多糖，抑制损伤软骨酶活性，延缓软骨退变，适用于有骨关节炎家族史且关节已有轻微不适者，一般每日服用1500mg，分2~3次口服，疗程为3~6个月。双醋瑞因具有抗炎、止痛及促进软骨合成作用，也可用于高危人群预防性治疗，每日剂量为50mg，饭后服用，疗程至少3个月。但药物使用需严格遵循医嘱，密切观察不良反应。

（3）效果评估

定期随访： 对接受早期干预的高危人群，定期随访以评估干预效果。随访内容包括症状变化，如关节疼痛、肿胀、活动受限情况；体格检查结果，对比关节活动度、压痛等体征变化；影像学检查复查，观察关节病变进展情况。一般每3~6个月进行一次随访。

调整干预方案： 根据随访评估结果，及时调整干预方案。若生活方式调整效果不佳，进一步强化饮食与运动指导，或请专业营养师、康复治疗师协助；若预防性药物治疗效果不明显或出现不良反应，医生可调整药物种类、剂量或停药。通过持续效果评估与方案调整，确保早期干预措施有效，最大限度降低高危人群骨关节炎发病风险。

二 长期管理

1. 患者教育与自我管理

（1）持续疾病知识教育

病情变化监测： 向患者详细说明骨关节炎病情可能出现的变化，如关节疼痛程度的加重或缓解、肿胀范围的扩大或缩小、关节活动受限程度的改变等。教导患者如何准确感知并记录这些变化，例如，使用 VAS 评分来量化疼痛程度，0 分为无痛，10 分为最剧烈疼痛，让患者能更客观地描述自身疼痛感受。告知患者若疼痛评分在短时间内上升 2 分及以上，或肿胀范围明显增大，需及时就医。同时，解释病情变化可能与季节更替、日常活动量、体重波动等因素相关，使患者对病情有全面认识，提高其对疾病的警惕性。

治疗方案调整： 为患者讲解治疗方案随病情变化进行调整的必要性与时机。当病情稳定，关节疼痛、肿胀等症状得到良好控制时，药物剂量可能逐渐减少；若病情加重，可能需要更换药物种类或增加治疗手段，如从单纯药物治疗转变为联合物理治疗。向患者说明调整治疗方案需在医生专业评估下进行，不能自行随意增减药物剂量或停止治疗,以免影响治疗效果或导致病情恶化。定期组织患者参加疾病知识讲座,邀请专家进行讲解,发放图文并茂的宣传资料,加深患者对治疗方案调整的理解。

(2)提高自我管理能力

按时服药: 强调按时服药对于控制骨关节炎病情的关键作用。向患者介绍所服用药物的名称、作用机制、剂量、服用时间及可能出现的不良反应。例如,NSAIDs需在饭后服用,以减少胃肠道刺激;硫酸氨基葡萄糖可能需要连续服用数月才能见到明显效果。为患者制定详细的服药时间表,可利用手机闹钟、药盒提醒等方式,帮助患者养成按时服药的习惯。定期回访患者,了解其服药情况,及时解决患者在服药过程中遇到的问题,如忘记服药、药物不良反应等。

定期康复训练: 为患者制订个性化康复训练计划,并详细说明康复训练对维持关节功能、减轻疼痛的重要性。康复训练包括关节活动度训练、肌肉力量训练等。如膝关节骨关节炎患者,可进行坐位伸膝、仰卧抬腿等训练,每周进行3~5次,每次每个动作重复10~15次。指导患者正确进行康复训练动作,避免因错误动作导致关节损伤。定期对患者康复训练情况进行评估,根据患者恢复情况调整训练强度和内容。鼓励患者加入康复训练小组,与其他患者相互交流、监督,提高康复训练的依从性。

正确的生活方式: 巩固患者对健康生活方式的认知,强调保持健康体重、合理饮食、正确运动及关节保护等生活方式对骨关节炎长期管理的积极影响。定期与患者沟通，了解其生活方式执行情况，给予其针对性指导。如对于体重超标的患者，帮助其制订饮食计划，监督其每周体重变化，鼓励增加运动量，逐步达到健康体重范围；对于从事重体力劳动的患者，指导其在工作中如何运用关节保护技巧，减少关节损伤风险。通过定期随访，强化患者对健康生活方式的坚持，使其认识到良好生活方式是疾病管理的基础。

（3）使用自我管理工具

症状日记： 指导患者使用症状日记记录每日关节症状，包括疼痛程度、发作时间、持续时长、诱发因素（如活动量增加、天气变化等）、肿胀情况以及对日常生活的影响。症状日记可采用表格形式，简单易懂，方便患者记录。例如：

日期	疼痛评分（VAS）	疼痛发作时间	持续时长	诱发因素	肿胀情况	日常活动受限情况
20××年×月×日	4分	上午10点	2小时	长时间行走	膝关节轻度肿胀	上下楼梯困难

通过症状日记，患者可直观了解自身病情变化规律，医生也能根据记录更准确地评估病情，调整治疗方案。定期检查患者症状日记，给予反馈与指导，帮助患者完善记录内容。

康复记录手册： 为患者提供康复记录手册，记录康复训练的进展情况。手册中应包含康复训练计划、每次训练的日期、训练内容、完成情况及自我感受等。例如，患者在进行膝关节屈伸训练时，记录："20××年×月×日，膝关节屈伸训练，每组10次，完成3组，训练后膝关节稍有酸胀感，但可耐受。"康复医生可根据康复记录手册，了解患者训练执行情况，及时发现问题并调整训练方案，确保康复训练安全、有效进行。

2. 定期随访

（1）随访频率制定依据

病情稳定程度：对于病情稳定，关节疼痛、肿胀等症状得到良好控制，且日常生活基本不受影响的患者，随访频率可相对较低，一般每3~6个月进行一次随访。而对于病情处于波动期，症状时有加重，或近期调整了治疗方案的患者，随访频率应增加，可每1~3个月随访一次，以便及时观察病情变化，调整治疗策略。

治疗方案：接受保守治疗，如单纯药物治疗或物理治疗的患者，随访频率可根据病情稳定程度确定。若患者接受了手术治疗，如关节置换术，术后早期随访频率较高。术后1个月内需进行首次随访，检查伤口愈合情况、关节活动度恢复情况等；术后3个月、6个月、1年分别进行随访，评估关节功能恢复、假体稳定性等情况，之后可每年随访一次。

（2）随访内容

症状评估：通过与患者沟通，详细了解关节疼痛、肿胀、僵硬、活动受限等症状的变化情况，采用VAS评分、西安大略和麦克马斯特大学骨关节炎指数（WOMAC）等工具对症状进行量化评估。同时，询问患者是否出现新的症状，如关节弹响、交锁等，全面了解患者病情。

体格检查： 对患者进行全面体格检查，包括关节活动度测量，使用量角器测量关节屈伸、旋转等活动范围，与上次随访结果对比，观察关节活动度是否改善或恶化；检查关节有无压痛、肿胀、畸形，评估关节周围肌肉力量，如通过握力计测量手部肌肉力量，通过直腿抬高试验评估下肢肌肉力量等。

影像学复查： 根据患者病情及治疗阶段，选择合适的影像学检查进行复查。对于保守治疗患者，每1~2年进行一次关节X线检查，观察关节间隙、骨质增生等情况变化；对于接受手术治疗的患者，术后需定期进行X线检查，观察假体位置、有无松动等，必要时进行CT或MRI检查，评估关节周围软组织情况。

实验室检查： 进行血常规、C反应蛋白、红细胞沉降率等实验室检查，了解患者体内炎症水平变化。对于部分患者，还可检测关节液相关指标，如关节液中白细胞计数、蛋白含量等，辅助判断关节炎症情况。

（3）治疗方案调整流程与原则

流程： 医生根据随访收集的症状评估、体格检查、影像学复查及实验室检查结果，综合分析患者病情变化。若病情稳定，维持现有治疗方案，并给予患者继续坚持治疗和生活方式管理的建议；若病情加重，如关节疼痛加剧、关节间隙进一步狭窄

第九章 预防与管理

等,组织多学科团队讨论,制定新的治疗方案。新方案可能包括调整药物剂量或种类、增加物理治疗项目、考虑手术治疗等。向患者详细解释治疗方案调整的原因及内容,取得患者同意后实施。

原则: 治疗方案调整遵循个体化原则,充分考虑患者年龄、基础疾病、身体状况、病情严重程度及个人意愿等因素。以最小的治疗代价获得最佳治疗效果,避免过度治疗。同时,注重治疗的安全性,在调整治疗方案时,充分评估可能出现的不良反应及风险,采取相应预防措施。例如,在增加药物剂量或更换药物时,密切观察患者是否出现药物不良反应;在考虑手术治疗时,全面评估患者的手术耐受性。

3. 多学科团队协作

(1) 多学科团队成员作用

骨科医生: 作为团队核心成员,负责骨关节炎的诊断与手术治疗决策。通过详细问诊、体格检查及影像学检查等,明确患者病情诊断。对于病情严重、保守治疗效果不佳的患者,评估其手术适应证,制定手术方案并实施手术,如关节置换术、关节清理术等。术后指导患者进行康复训练,定期随访,观察手术效果,处理手术并发症。

康复医生: 根据患者病情及骨科医生建议,制定个性化康复治疗方案。包括关节活动度训练、肌肉力量训练、物理治疗等,帮助患者缓解疼痛,恢复关节功能。在康复过程中,康复医生会定期评估患者的康复进展，调整康复方案，提高康复治疗效果。同时，为患者提供康复训练指导，教会患者正确进行康复训练动作，预防因错误训练导致的关节损伤。

营养师： 为患者制订合理饮食计划，根据患者体重、营养状况及骨关节炎病情，调整饮食结构。营养师指导患者摄入富含维生素、矿物质、蛋白质等营养素的食物，控制热量摄入，帮助患者维持健康体重，减轻关节负担。例如，为体重超标患者制订低热量、高膳食纤维饮食计划，增加蔬菜、水果、全谷物摄入，减少高热量、高脂肪食物摄入；对骨质疏松风险较高的患者，指导其增加钙、维生素 D 等营养素补充。

护士： 在患者治疗与康复过程中发挥重要护理作用。护士负责患者的日常护理，如伤口护理（对于手术患者）、药物管理（监督患者按时服药，观察药物不良反应）等。对患者进行健康教育，包括疾病知识普及、康复训练指导、生活方式建议等，提高患者自我护理能力与疾病管理意识。同时，关注患者的心理状态，给予心理支持，缓解患者因疾病带来的焦虑、抑郁等不良情绪。

（2）协作模式

定期病例讨论： 多学科团队定期举行病例讨论会议，一般每月 1~2 次。团队成员共同分析患者病情，分享各自专业领域的评估结果与治疗建议。例如，骨科医生介绍患者病情诊断及手术治疗计划，康复医生根据患者身体状况提出康复治疗方案，营养师根据患者营养需求制订饮食计划，护士反馈患者日常护理情况及心理状态。通过病例讨论，制定全面、个体化的治疗与管理方案。

信息共享平台： 建立多学科信息共享平台，方便团队成员及时交流患者信息。平台可记录患者基本信息、病情变化、治疗方案、随访结果等内容。团队成员可随时登录平台查看患者信息，更新自己负责领域的治疗进展，确保患者信息的及时性与准确性。例如，康复医生在患者康复训练过程中发现新问题，可及时在平台上记录并通知其他团队成员，共同商讨解决方案。

转诊与会诊机制： 当患者病情出现变化，需要其他学科专业支持时，启动转诊与会诊机制。例如，患者在康复过程中出现严重并发症，康复医生可将其及时转诊至骨科医生进行进一步诊断与治疗；若患者因骨关节炎导致心理问题，护士可为其申请心理医生会诊，为患者提供心理干预。通过转诊与会诊机制，确保患者能在第一时间得到最恰当的治疗。

（3）团队服务优势

全面治疗： 多学科团队从不同专业角度为患者提供治疗，涵盖疾病诊断、手术治疗、康复训练、营养支持、心理护理等方面，使患者得到全面、系统的治疗，避免单一学科治疗的局限性。例如，通过骨科医生手术治疗改善关节病变，康复医生促进关节功能恢复，营养师调整饮食增强患者体质，护士给予心理支持，全方位提高患者治疗效果。

个体化服务： 团队成员根据患者具体情况，制定个性化治疗与管理方案。充分考虑患者年龄、基础疾病、病情严重程度、生活习惯及个人意愿等因素，为每位患者量身定制最适合的治疗计划。例如，对于老年患者，康复训练强度与方式需根据其身体耐力进行调整；对于从事特定职业的患者，在关节保护指导方面更具针对性，提高治疗的有效性与患者依从性。

提高患者满意度：多学科团队协作模式下，患者能得到更专业、更贴心的服务，病情得到有效控制，关节功能逐渐恢复，生活质量提高。患者在治疗过程中感受到团队的关怀与重视，对治疗成功的信心增强，从而提高对医疗服务的满意度，有利于患者长期坚持治疗与管理。

第十章

展望

一 研究热点与挑战

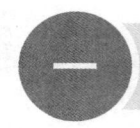

1. 骨关节炎发病机制的深入研究热点

细胞自噬： 细胞自噬作为细胞内高度保守且至关重要的一种自我保护机制，近年来在骨关节炎发病机制的深入研究领域中占据着极为突出的地位，备受全球科研人员的密切关注。在正常生理状态下，细胞自噬宛如细胞内的"清道夫"，有条不紊地运作着。它能够精准识别并包裹受损的细胞器，如线粒体因氧化应激等因素出现功能障碍时，自噬体可将其包裹，随后与溶酶体融合，在多种水解酶的作用下，将受损线粒体降解，实现物质的循环利用。同时，对于细胞内错误折叠的蛋白质，细胞自噬也能高效地将其清除，以此维持细胞内环境的稳态，确保细胞各项生理功能的正常运行。

然而，在骨关节炎的病理进程中，软骨细胞的自噬功能却出现了显著异常。众多前沿研究表明，骨关节炎患者的软骨细胞内，一系列自噬相关蛋白，如微管相关蛋白轻链3（LC3）、自噬相关基因5（ATG5）等的表达发生了明显改变。LC3-Ⅱ作为自噬体形成的关键标记蛋白，在骨关节炎软骨细胞中其表达水平显著降低，这直接导致自噬体形成受阻，自噬活性随之降低。自噬活性的下降使得细胞无法有效地清除胞内堆积的代谢废物，如活性氧簇（ROS）产生的氧化损伤产物，以及因异常代谢而受损的结构。这些代谢废物和受损结构在细胞内不断累积，干扰了软骨细胞正常的代谢途径，引发软骨细胞功能障碍。例如，软骨细胞合成细胞外基质的能力下降，对软骨细胞外基质的维持和修复功能减弱，进而促进软骨退变，导致关节软骨逐渐磨损、变薄，最终引发骨关节炎的一系列临床症状。

目前，该领域的热点研究方向聚焦于探索如何精准调控细胞自噬通路，以期恢复软骨细胞正常的自噬功能。众多科研团队致力研究某些天然化合物或小分子药物对细胞自噬相关信号通路的影响。例如，姜黄素作为一种从姜科植物中提取的天然化合物，在多项体外细胞实验和动物研究中被证实能够激活细胞自噬。其作用机制可能是通过调节磷脂酰肌醇-3-激酶（PI3K）/蛋白激酶B（PKB）/哺乳动物雷帕霉素靶蛋白（mTOR）信号通路，抑制mTOR的活性，从而解除mTOR对自噬起始的抑制作用，促进自噬体的形成，激活自噬。通过激活自噬，姜黄素能够有效延缓软骨细胞退变进程，为骨关节炎治疗提供了极具潜力的新靶点。此外，一些小分子药物如雷帕霉素，也已被广泛研究用于调节细胞自噬，有望为骨关节炎的治疗开辟新的路径。

基因调控网络： 骨关节炎具有明确的一定的遗传倾向，基因调控网络在其复杂的发病过程中扮演着关键角色。全基因组关联研究（GWAS）借助高通量基因分型技术，对大规模人群的基因组进行扫描分析，已成功鉴定出多个与骨关节炎发病风险紧密相关的基因位点。然而，目前已知的基因位点仅是冰山一角，基因之间存在着极为复杂的相互作用，并且它们如何协同调控骨关节炎的发生发展这一关键科学问题，仍有待科研人员进一步深入探究。

例如，在软骨细胞外基质代谢方面，某些基因可能通过精细调控软骨细胞外基质合成与降解相关酶的表达，打破基质合成与降解之间原本精妙的平衡。基质金属蛋白酶家族中的MMP-13基因，其表达上调可显著增强其对Ⅱ型胶原蛋白等软骨细胞外基质主要成分的降解作用。MMP-13基因的表达受到上游调控基因的异常激活时，会导致软骨细胞外基质过度降解，而同时促进基质合成的基因，如编码Ⅱ型胶原蛋白的COL2A1基因，其表达可能受到抑制，合成减少，进而导致软骨损伤，这是骨关节炎发病过程中软骨退变的重要机制之一。

另外，还有部分基因参与调控炎症因子的分泌。肿瘤坏死因子-α基因的表达产物TNF-α是一种重要的促炎细胞因子。在骨关节炎发病过程中，相关调控基因可能促使TNF-α基因过度表达，被大量分泌的TNF-α会引发关节局部炎症反应。TNF-α能够激活一系列炎症信号通路，如核因子κB信号通路，进一步诱导其他炎症因子，如IL-1β等的产生和释放。这些炎症因子相互作用，形成复杂的炎症网络，导致滑膜组织增生，血管翳形成，加速关节软骨和软骨下骨的破坏，从而加速骨关节炎进程。

深入解析基因调控网络,全面明确各基因在骨关节炎发病中的具体作用及它们之间的相互关系,对于开发基于基因靶点的精准治疗策略具有不可估量的重要意义。通过精准识别关键致病基因及其调控机制,有望设计出针对特定基因的靶向药物,如反义寡核苷酸、RNA 干扰技术等,精准干预基因表达,纠正异常的基因调控网络,为骨关节炎患者提供更为有效、精准的治疗手段,这也是当前骨关节炎研究领域的重要发展方向之一。

（1）目前面临的研究难点

疾病异质性： 骨关节炎患者临床表现、疾病进展速度及对治疗的反应存在显著差异,即疾病异质性。这种异质性源于多种因素,包括患者年龄、性别、遗传背景、生活方式、基础疾病以及关节损伤史等。不同患者可能因不同因素主导而发病,导致疾病在病理生理过程、影像学表现等方面各不相同。这使得在研究发病机制时,难以建立统一的研究模型,研究结果的普遍性和可推广性受限。为克服这一难点,需要大规模、多中心的临床研究,收集丰富的患者数据,结合先进的生物信息学分析方法,对不同类型的骨关节炎患者进行精准分类,针对特定亚组深入研究发病机制,为个性化治疗提供依据。

发病机制复杂性： 骨关节炎发病机制涉及多个细胞类型（如软骨细胞、滑膜细胞、成骨细胞等）、多种信号通路以及复杂的细胞外微环境相互作用。从软骨细胞退变、滑膜炎症反应到骨质增生、关节软骨下骨重塑等一系列病理改变,各环节相互影响，形成复杂的网络。而且，不同患者发病机制的主导因素不同，增加了研究难度。例如，在一些患者中，机械应力异常可能是启动骨关节炎发病的关键因素，而在另一些患者中，炎症因子失衡可能起主导作用。为应对这一复杂性，需要整合多学科研究方法，如分子生物学、细胞生物学、生物力学、影像学等，从多个层面全面解析骨关节炎发病机制，构建综合的发病机制模型。

（2）早期诊断技术

分子标志物： 在骨关节炎的早期诊断领域，探寻特异性高、敏感性强的分子标志物已然成为当下全球范围内科研攻关的焦点、热点。从临床实践和疾病防治的角度出发，理想状态下的分子标志物应当具备卓越的检测特性，即在骨关节炎尚处于早期隐匿阶段，关节尚未呈现明显的症状表现，且传统影像学手段，如X线、CT、MRI等还无法捕捉到关节细微结构改变之前，便能够通过对血液、关节液等生物样本的检测而被精准识别。

在当前的研究进程中，科研人员已经取得了一定的阶段性成果。大量的基础研究和临床观察发现，多种细胞因子在骨关节炎患者体内呈现显著的表达异常情况。其中，IL-1作为一种关键的促炎细胞因子，在骨关节炎的发病机制中扮演着重要角色。当关节软骨受到损伤或处于炎症微环境时，滑膜细胞、软骨细胞等会分泌大量的IL-1，进而激活一系列炎症信号通路，导致软骨细胞外基质降解加速，软骨细胞凋亡增加。因此，IL-1在血液和关节液中的含量升高，极有可能成为骨关节炎早期发生的重要警示信号。同样,TNF-α作为另一种强效促炎细胞因子,其在骨关节炎患者体内的表达水平也显著上调,通过诱导炎症反应和细胞凋亡,对关节软骨和软骨下骨造成损害,故TNF-α也被视作潜在的分子标志物之一。

此外,基质金属蛋白酶(MMPs)及其组织抑制剂(TIMPs)在骨关节炎患者体内的表达失衡也备受关注。MMPs家族成员众多,其中MMP-1、MMP-3、MMP-13等能够特异性地降解软骨细胞外基质中的主要成分,如Ⅱ型胶原蛋白、蛋白多糖等,导致软骨结构破坏。而TIMPs则通过与MMPs特异性结合,抑制其活性,维持基质合成与降解的动态平衡。在骨关节炎发生发展过程中,MMPs的表达上调,同时TIMPs的表达相对不足,这种失衡状态可通过检测血液或关节液中的相关指标反映出来,从而为早期诊断提供线索。

然而,不可忽视的是,尽管这些潜在分子标志物展现出了一定的诊断价值,但目前其诊断效能仍存在较大的提升空间,突出表现在假阳性和假阴性问题较为严重。深入剖析背后的原因,主要研究瓶颈在于不同研究之间的结果一致性较差。患者个体差异是导致这一现象的重要因素之一,不同患者的遗传背景、生活方式、基础疾病状态等各不相同,这些因素均可能影响分子标志物的表达水平和检测结果。例如,具有某些特定基因多态性的患者,其体内细胞因子的分泌和代谢可能存在差异,从而干扰分子标志物的诊断准确性。同时,检测方法的多样性和不稳定性也是一大挑战。目前,针对各类分子标志物的检测方法众多，包括酶联免疫吸附测定（ELISA）、免疫印迹法、实时荧光定量 PCR 等，不同检测方法的灵敏度、特异性以及操作流程存在差异，这在一定程度上导致了检测结果的不一致性。此外，样本来源的差异，如血液样本采集时间、关节液采集部位及方法等，也会对检测结果产生显著影响。

为了突破这些瓶颈，实现骨关节炎早期诊断的精准化，未来的研究方向主要聚焦于通过大规模临床研究，全方位优化检测方法，并筛选出具有高诊断效能的联合分子标志物组合。具体而言，建立多中心合作研究模式具有重要意义。多中心研究能够整合来自不同地区、不同医疗环境下的大量患者样本，有效减少患者个体差异对研究结果的影响。在研究过程中，需严格统一样本采集、检测流程，确保样本的质量和检测的准确性。例如，明确规定血液样本采集的时间点（如清晨空腹）、采集部位（如肘静脉），规范关节液采集的方法（如关节腔穿刺的进针角度、深度等），采用标准化的检测试剂盒和仪器设备，严格按照操作规程进行检测。同时，充分利用机器学习算法对多种潜在分子标志物进行综合分析。机器学习算法能够对海量的临床数据进行挖掘和分析，识别出分子标志物之间的潜在关联和模式，从而构建高效的早期诊断模型。通过对大量已知病例的学习和训练，该模型能够对新患者的样本进行快速、准确的诊断评估，大大提高早期诊断的准确性和可靠性。

新型影像学技术：传统影像学技术，如 X 线、CT、MRI，长期以来在骨关节炎的诊断工作中发挥着举足轻重的作用，为临床医生提供了关键的影像学依据。然而，在骨关节炎早期诊断这一关键环节，传统影像学技术暴露出了诸多局限性。X线成像原理为基于不同组织对X射线的吸收差异，在骨关节炎早期，关节软骨的细微损伤尚未导致明显的骨质改变，X线图像往往无法清晰显示软骨的病变情况，容易造成漏诊。CT虽然能够提供高分辨率的骨骼图像，但其对软组织的分辨率较低，而关节软骨属于软组织范畴，因此CT在检测早期软骨退变方面存在明显不足。常规MRI尽管在软组织成像方面具有一定优势，但对于早期软骨退变，其敏感性仍有待进一步提高。早期软骨退变可能仅表现为软骨内部的分子结构变化、水分含量改变等细微改变，常规MRI序列难以准确捕捉到这些早期病变特征。

随着医学影像学技术的不断创新与发展，新型影像学技术为骨关节炎早期诊断带来了新的希望与曙光。定量超声技术作为一种新兴的影像学手段，能够通过发射和接收超声信号，精确检测关节软骨的厚度、弹性等参数变化。在骨关节炎早期，关节软骨由于受到力学损伤、炎症刺激等因素影响，其内部结构和力学性能会发生改变，表现为软骨厚度变薄、弹性下降。定量超声能够敏感地检测到这些细微变化，为早期软骨损伤的诊断提供重要依据。例如，通过测量超声在软骨组织中的传播速度、反射强度等参数，结合数学模型分析，可定量评估软骨的健康状况。

磁共振波谱成像（MRS）则从分子代谢层面为骨关节炎早期诊断提供了独特视角。MRS能够分析关节软骨内的代谢产物，如软骨细胞合成的糖胺聚糖（GAG）、ATP等物质的含量变化。在骨关节炎早期，软骨细胞的代谢功能会发生改变，GAG合成减少，其在磁共振波谱上的特征峰强度会相应降低。通过检测这些代谢产物的变化，MRS能够反映软骨细胞的功能状态，有助于早期发现骨关节炎的病变迹象。

双能CT（DECT）在骨关节炎早期诊断中的应用也逐渐受到关注。DECT利用不同能量的X射线对组织进行扫描，能够更准确地评估关节软骨下骨的微结构及矿物质含量改变。在骨关节炎早期，软骨下骨会发生一系列病理变化，如骨小梁结构改变、矿物质密度增加或减少等。DECT能够清晰地显示这些细微的骨结构变化，为早期诊断提供重要信息，有助于判断疾病的进展趋势。

尽管新型影像学技术在骨关节炎早期诊断方面展现出了巨大潜力，但目前其在临床广泛应用过程中仍面临诸多挑战。首先，这些新型影像学设备往往采购成本高昂，这使得许多基层医疗机构难以配备，限制了技术的普及。其次，设备的操作复杂，需要专业的技术人员进行操作和解读图像，对操作人员的技术水平和专业知识要求较高，增加了技术推广的难度。此外，目前新型影像学技术的标准化程度不足，不同设备、不同厂家之间的技术参数、图像解读标准存在差异，导致检测结果的可比性较差，影响了临床应用的准确性和可靠性。

为了推动新型影像学技术在骨关节炎早期诊断中的临床转化，未来需要从多个方面开展深入研究和改进。在技术参数优化方面，科研人员需进一步探索和优化设备的各项技术参数，提高图像分辨率、检测灵敏度和特异性。例如，通过改进超声探头的设计、优化磁共振成像序列、调整DECT的能量设置等，提升设备对早期病变的检测能力。在提高设备性价比方面，一方面需要通过技术创新和规模化生产降低设备成本，另一方面可通过优化设备功能，使其具备更多的临床应用价值，从而提高设备的性价比。在制定统一技术标准方面，行业内应尽快建立统一的技术规范和图像解读标准，组织专家团队制定相关指南和共识，规范设备的操作流程、图像采集参数、结果判读标准等，提高检测结果的一致性和可比性。通过这些努力，有望实现新型影像学技术在骨关节炎早期诊断中的广泛应用，为患者的早期诊断和治疗提供有力支持。

2. 提高早期诊断的准确性与敏感性的意义

　　早期诊断骨关节炎对于延缓疾病进展、改善患者预后具有重要意义。在疾病早期，关节软骨损伤尚处于可逆阶段，及时采取干预措施，如调整生活方式、进行早期康复治疗、使用保护软骨药物等，可有效防止病情恶化。提高早期诊断的准确性与敏感性，能使更多患者在疾病早期得到确诊，避免因漏诊、误诊导致病情延误。同时，有助于深入研究骨关节炎的发病机制，因为早期患者样本能更真实地反映疾病的初始病理变化，为开发更有效的治疗方法提供依据。此外，早期诊断可减少不必要的医疗资源浪费，降低患者后期治疗成本，提高医疗资源利用效率。

3. 治疗方法的创新与挑战

生物治疗：生物治疗领域中的干细胞治疗、基因治疗等前沿技术，为骨关节炎这一顽疾的攻克带来了全新的希望，成为当下骨关节炎治疗研究的焦点。干细胞治疗作为其中极具潜力的治疗手段，主要依托干细胞所独有的自我更新以及多向分化能力，为受损软骨组织的修复提供了创新性路径。干细胞能够在特定的微环境诱导下，分化为软骨细胞，进而合成并分泌软骨细胞外基质，实现对受损软骨组织的修复与重建。

在干细胞治疗的具体实施过程中，干细胞来源的选择是首要面临的关键问题。目前，干细胞来源广泛，涵盖骨髓、脂肪组织、脐带血、胎盘以及滑膜组织等。不同来源的干细胞在生物学特性、分化潜能以及获取难易程度等方面存在显著差异。例如，骨髓间充质干细胞（BMSC）虽然易于获取且分化能力较强，但其采集过程对患者具有一定的侵入性，且随着年龄增长，其数量和活性会逐渐下降。而脂肪来源的间充质干细胞（MSC）具有来源丰富、取材相对简便、对患者损伤小等优势，但在细胞增殖能力和多向分化潜能方面可能与BMSC存在一定差异。

干细胞的培养方式同样对治疗效果有着深远影响。体外培养过程中，培养基成分、培养条件（如温度、湿度、气体环境）以及细胞传代次数等因素，均可能导致干细胞生物学特性发生改变。传统的二维平面培养方式虽然操作相对简便，但无法完全模拟体内的三维微环境，可能影响干细胞的形态、增殖能力以及分化方向。近年来，三维培养技术逐渐兴起，通过构建三维支架材料，为干细胞提供更接近体内的生长环境，能够更好地维持干细胞的干性和分化潜能。然而，三维培养技术在大规模应用方面仍面临成本较高、技术操作复杂等挑战。

移植途径的选择也是影响干细胞治疗效果的重要因素之一。常见的移植途径有关节腔注射、骨髓腔内注射以及组织工程支架植入等。关节腔注射操作相对简单，能够使干细胞直接到达受损关节部位，但干细胞在关节腔内的留存率较低，容易随关节液流失。骨髓腔内注射可利用骨髓微环境促进干细胞的归巢和分化，但该方法对操作技术要求较高，且存在一定的感染风险。组织工程支架植入虽然能够为干细胞提供良好的载体，促进干细胞在体内的存活和分化，但支架材料的选择和制备工艺对治疗效果同样至关重要。

此外，干细胞移植剂量的确定也缺乏统一标准。剂量过低可能无法达到预期的治疗效果，而剂量过高则可能引发一系列不良反应，如局部炎症反应、血栓形成等。更为关键的是，干细胞治疗还面临着导致肿瘤风险和免疫排斥反应等安全性问题。干细胞具有较强的增殖能力，在体内异常分化或不受控制增殖的情况下，可能导致肿瘤的发生。同时，异基因干细胞移植可能引发宿主的免疫排斥反应，影响干细胞的存活和治疗效果。尽管目前自体干细胞移植在一定程度上能够降低免疫排斥风险，但仍无法完全避免免疫相关问题。

基因治疗作为另一种极具前景的生物治疗手段,其核心原理是通过导入特定基因,精准调控细胞功能,促进软骨修复。例如,将编码生长因子(如骨形态发生蛋白-7、胰岛素样生长因子-1等)的基因导入软骨细胞,能够促进软骨细胞的增殖和细胞外基质的合成,增强软骨修复能力。然而,基因治疗在临床转化过程中面临诸多亟待解决的问题。基因载体的安全性是首要关注的焦点,目前常用的基因载体包括病毒载体和非病毒载体。病毒载体(如腺相关病毒载体、慢病毒载体等)具有较高的转染效率,但存在潜在的免疫原性和导致肿瘤风险。非病毒载体(如脂质体、纳米颗粒等)虽然安全性相对较高,但其转染效率较低,难以满足临床治疗需求。此外,基因载体的靶向性也是一大挑战,如何使基因载体精准地将治疗基因递送至靶细胞,而不影响其他正常细胞,是当前研究的重点和难点。同时,基因表达的稳定性也是影响基因治疗效果的关键因素。治疗基因在体内的持续、稳定表达对于维持治疗效果至关重要,但目前基因表达调控机制复杂,受多种因素影响,如载体类型、宿主细胞环境、基因整合位点等,导致基因表达不稳定,难以达到长期有效的治疗目的。

为有效克服生物治疗在临床转化过程中面临的上述挑战,需从多个方面深入开展研究工作。在干细胞治疗方面,深入研究干细胞生物学特性,全面揭示干细胞自我更新、分化调控的分子机制,为优化干细胞培养与移植技术提供坚实的理论基础。

进一步优化干细胞培养体系，开发更加高效、安全的三维培养技术和无血清培养基，提高干细胞的质量和稳定性。在移植技术方面，探索更为精准、有效的移植途径和移植剂量优化方案，提高干细胞在体内的留存率和治疗效果。同时，加强对干细胞导致肿瘤风险和免疫排斥反应的监测与防控，建立完善的安全性评估体系。在基因治疗领域，加大对安全、高效基因载体的研发力度，通过对载体结构进行优化设计，提高载体的靶向性和转染效率，降低免疫原性和导致肿瘤风险。深入研究基因表达调控机制，开发新型基因调控技术，实现治疗基因在体内的持续、稳定表达。此外，加强临床前研究与临床试验的衔接，严格按照临床试验规范，开展多中心、大样本的临床试验，全面、客观地评估生物治疗的安全性与有效性，为其临床应用提供可靠的科学依据。

组织工程技术： 组织工程技术作为再生医学领域的重要研究方向，其核心目标在于构建具有高度生物活性的人工组织替代物，以实现对受损关节组织的精准修复或重建。该技术主要通过将种子细胞（如软骨细胞、间充质干细胞）、生物材料和生长因子进行有机整合，模拟体内组织发育的微环境，构建出具有特定结构和功能的组织工程产品，如组织工程软骨、组织工程骨等。

在组织工程软骨构建过程中，生物材料的选择至关重要。理想的生物材料应具备良好的生物相容性，能够与种子细胞和谐共处，不引发明显的免疫排斥反应和炎症反应。同时，生物材料还须具备优异的力学性能，能够为种子细胞提供稳定的支撑结构，模拟天然软骨组织的力学特性，以满足关节在生理活动中的力学需求。然而，目前常用的生物材料在生物相容性和力学性能方面仍存在诸多不足。例如，天然高分子材料（如胶原蛋白、壳聚糖等）虽然生物相容性较好，但力学强度较低，在体内易降解，难以长期维持组织工程产品的结构稳定性。合成高分子材料（如聚乳酸、聚乙醇酸等）虽然具有较高的力学强度，但生物相容性相对较差，可能影响种子细胞的黏附、增殖和分化。此外，生物材料的表面性质，如粗糙度、电荷分布等，也会对细胞与材料的相互作用产生重要影响。如何优化生物材料的表面性能，促进种子细胞在材料表面的黏附、铺展和增殖，是当前生物材料研究的重点方向之一。

种子细胞在体内的存活、分化及功能维持同样是组织工程技术面临的关键挑战。在体外培养过程中，种子细胞能够在适宜的培养条件下保持良好的生长和分化状态。然而，当将种子细胞移植到体内后，由于体内微环境的复杂性和多变性，种子细胞面临着营养物质供应不足、氧气缺乏、免疫细胞攻击等诸多不利因素，导致其存活和分化受到严重影响。例如，在关节腔这种特殊的微环境中，关节液中的多种成分可能对种子细胞的活性和分化方向产生干扰。此外，种子细胞在体内的分化调控机制也较为复杂，如何精准调控种子细胞在体内向软骨细胞方向分化，并维持其软骨细胞表型，是实现组织工程软骨有效修复的关键问题。

另外，构建的组织工程产品与宿主组织的整合不良也是制约组织工程技术临床应用的重要因素。在组织工程产品植入体内后，需要与宿主组织紧密连接，实现物质和能量的交换，才能确保组织工程产品的长期存活和功能发挥。然而，目前组织工程产品与宿主组织之间往往存在界面结合不紧密、血管化不足等问题，导致组织工程产品在体内的修复效果不理想。例如，在组织工程软骨植入关节后，由于缺乏有效的血管化，移植的软骨组织无法获得充足的营养供应，容易发生退变和坏死。

为有效解决组织工程技术面临的上述问题，需要多学科协同开展研究工作。在生物材料研发方面，充分利用材料学、化学、生物学等多学科交叉的优势，研发新型生物材料。通过对生物材料的分子结构进行设计和修饰，提高其生物相容性和力学性能。例如，采用纳米技术制备具有特殊结构和性能的生物材料，增强材料与细胞的相互作用。同时，开发具有仿生结构和功能的生物材料，模拟天然组织的组成和结构，提高组织工程产品与宿主组织的匹配性。在种子细胞培养与诱导分化技术优化方面，深入研究种子细胞在体内外微环境中的生物学行为和分化调控机制，建立更加完善的种子细胞培养体系和诱导分化方案。利用基因编辑技术、细胞因子调控等手段，增强种子细胞在体内的存活能力和分化潜能，确保其能够在体内稳定地向软骨细胞方向分化并发挥功能。在促进组织工程产品与宿主组织整合方面，探索构建仿生微环境的方法，如通过构建具有三维多孔结构的支架材料,模拟天然组织的血管网络,促进血管长入组织工程产品内部,实现良好的血管化。同时,利用生物活性因子引导组织再生,促进组织工程产品与宿主组织之间的细胞融合和基质整合,提高组织工程产品与宿主组织的整合效果。通过多方面的努力,有望推动组织工程技术在骨关节炎治疗领域取得实质性突破,为患者提供更加有效的治疗手段。

4. 克服方法

多学科合作: 针对治疗方法创新面临的挑战,加强多学科合作至关重要。生物学家、材料学家、工程师、临床医生等共同参与,从不同专业角度解决问题。例如,生物学家深入研究细胞生物学特性与基因调控机制,为干细胞治疗和基因治疗提供理论基础;材料学家研发新型生物材料,满足组织工程技术需求;工程师利用先进制造技术,优化生物治疗产品的制备工艺;临床医生通过临床试验,评估治疗方法的安全性与有效性,反馈临床需求。通过多学科紧密合作,加速治疗方法的创新与临床转化。

加大科研投入: 政府、科研机构及企业应加大对骨关节炎治疗方法创新研究的资金投入。设立专项科研基金,支持基础研究、临床前研究及临床试验。鼓励科研人员开展原创性研究,探索新的治疗靶点与技术方法。同时,加强科研基础设施建设,提高科研设备水平,为研究提供良好条件。通过加大科研投入,吸引更多优秀人才投身骨关节炎治疗研究领域，推动治疗方法创新取得突破性进展。

加强国际合作： 骨关节炎是全球性公共卫生问题，加强国际合作可整合全球科研资源，共享研究成果与经验。各国科研团队可开展联合研究项目，共同攻克治疗方法创新中的难题。例如，在干细胞治疗和组织工程技术研究方面，不同国家在细胞培养技术、生物材料研发等方面各有优势，通过国际合作，可相互学习借鉴，加速技术优化与临床转化。同时，国际合作有助于建立统一的研究标准与规范，提高研究结果的可比性与可靠性。

二 未来发展方向

1. 精准医疗在骨关节炎治疗中的应用前景

基于基因与分子特征的个体化治疗方案： 随着基因测序技术和分子生物学研究的飞速发展，精准医疗在骨关节炎治疗领域展现出广阔的应用前景。通过对患者的基因检测，能够深入了解其遗传背景，识别与骨关节炎发病风险、疾病进展及治疗反应相关的特定基因变异。例如，某些基因多态性可能影响软骨细胞对损伤的修复能力，或者决定患者对特定药物的代谢速度和敏感性。结合分子特征分析，如关节液中细胞因子、代谢产物的水平变化，可更精准地评估患者的病情。依据这些基因和分子层面的信息，医生能够为每位患者量身定制个体化的治疗方案。对于具有特定基因变异导致软骨合成障碍的患者，可能采用基因治疗手段，导入正常基因以促进软骨修复；对于对NSAIDs代谢异常的患者，调整药物种类或剂量，在确保治疗效果的同时，降低药物不良反应风险。

大数据、人工智能技术的应用趋势： 大数据和人工智能技术在骨关节炎的诊断、治疗决策及预后预测方面正逐渐发挥关键作用。在诊断环节，通过收集大量患者的临床数据，包括症状、体征、影像学资料、实验室检查结果等，构建庞大的数据库。利用机器学习算法对这些数据进行分析，能够挖掘出潜在的诊断模式，提高早期诊断的准确性和效率。例如，人工智能模型可以对X线、MRI等影像学图像进行快速分析，识别出早期骨关节炎的细微特征，辅助医生做出更精准的诊断。在治疗决策方面，人工智能可综合考虑患者的多种因素，如年龄、性别、基础疾病、基因特征、病情严重程度等，为医生提供个性化的治疗建议，推荐最适合患者的治疗方案，包括药物选择、康复训练计划、是否需要手术及手术时机等。在预后预测方面，大数据分析能够追踪大量患者的治疗过程和康复情况，建立预后模型，预测患者的疾病进展、复发风险及治疗效果，帮助医生提前制定干预措施，优化患者管理。

2. 再生医学技术在骨关节炎治疗中的研究进展与未来发展潜力

干细胞治疗： 干细胞治疗作为再生医学的重要组成部分，在骨关节炎治疗方面已取得显著研究进展。间充质干细胞（MSC）因其具有自我更新和多向分化能力，成为骨关节炎治疗研究的热点。MSC可从骨髓、脂肪、脐带等多种组织中获取，在体外扩增后移植到受损关节部位。研究表明，移植的MSC能够归巢到损伤的软骨组织，分化为软骨细胞，分泌细胞外基质，促进软骨修复。此外，MSC还具有免疫调节功能，可抑制关节局部炎症反应，为软骨修复创造有利的微环境。目前，多项临床试验正在探索不同来源、不同移植途径（如关节腔注射、组织工程支架植入等）及不同剂量的MSC治疗骨关节炎的安全性和有效性。未来，随着对MSC生物学特性的深入理解和技术的不断优化，有望实现更精准的细胞治疗，提高软骨修复效果，延缓骨关节炎进展，甚至实现关节功能的完全恢复。

基因治疗：基因治疗为骨关节炎治疗提供了全新的策略。通过将特定基因导入关节组织细胞，调控细胞功能，促进软骨修复和抑制炎症反应。例如，将编码生长因子（如骨形态发生蛋白-7、胰岛素样生长因子-1等）的基因导入软骨细胞，可促进软骨细胞增殖和细胞外基质合成，增强软骨修复能力；导入抗炎基因，如白细胞介素-1受体拮抗剂基因，可抑制炎症因子的产生，减轻关节炎症。基因治疗的关键在于开发安全、高效的基因载体，确保基因能够准确、稳定地导入靶细胞并表达。目前，病毒载体（如腺相关病毒载体）和非病毒载体（如脂质体、纳米颗粒等）都在研究中，随着基因载体技术的不断改进，基因治疗有望成为治疗骨关节炎的有效手段，实现关节组织的再生与修复。

3. 跨学科合作在开发新型人工关节材料、器械及治疗方法中的重要性与发展方向

重要性：骨关节炎诊疗技术的不断进步离不开跨学科合作。医学、材料学、工程学等多学科的协同工作对于开发新型人工关节材料、器械及治疗方法至关重要。在人工关节材料研发方面，材料学家运用先进的材料合成技术，开发具有优异生物相

容性、力学性能和耐磨性能的材料，以满足人工关节长期使用的需求。例如，新型陶瓷材料、高强度合金材料以及可降解生物材料的研发，为人工关节的设计和制造提供了更多选择。工程师则利用计算机辅助设计（CAD）、3D打印等先进制造技术，根据患者的关节解剖结构，定制个性化的人工关节，提高关节置换手术的精准度和成功率。在治疗方法创新方面，医学专家凭借临床经验和对疾病的深入理解，提出新的治疗理念和需求，与材料学家、工程师合作，共同开发新型治疗器械和方法。例如，基于生物力学原理开发的关节辅助支撑器械，可减轻关节负荷，缓解疼痛，延缓疾病进展。

发展方向：未来，跨学科合作将朝着更深入、更紧密的方向发展。在材料学领域，将继续研发具有仿生结构和功能的材料，模拟天然关节软骨和骨骼的生物学特性，提高人工关节与人体组织的整合性和适应性。例如，开发能够响应生理信号、自我修复的智能材料。在工程学方面，进一步发展个性化制造技术，如基于患者影像学数据的高精度3D打印技术，实现人工关节的精准定制。同时，结合微纳制造技术，开发小型化、智能化的关节内植入器械，用于早期疾病诊断和微创治疗。在医学研究方面，深入研究关节组织的再生机制，为材料学和工程学提供理论指导，推动新型治疗方法的开发。此外，跨学科合作还将拓展到临床转化研究，加速新型人工关节材料、器械及治疗方法从实验室到临床应用的进程，为骨关节炎患者带来更有效的治疗手段。

主要参考文献

［1］Li X, Zhang H, Wang X, et al. The role of autophagy in osteoarthritis: mechanisms and therapeutic implications［J］. Theranostics, 2023, 13（3）:947-967.

［2］Wang Y, Liu X, Chen X, et al. Precision medicine in osteoarthritis: current status and future perspectives［J］. Frontiers in Pharmacology, 2022, 13:967836.

［3］Guo X, Zhang X, Li Y, et al. Stem cell-based therapies for osteoarthritis: a comprehensive review of pre-clinical and clinical studies［J］. Stem Cell Research & Therapy, 2023, 14（1）:258.

［4］Liu Z, Zhang Y, Sun Y, et al. Advances in gene therapy for osteoarthritis［J］. Molecular Therapy-Nucleic Acids, 2022, 28:1307-1318.

［5］Zhang M, Wang Y, Liu X, et al. Multidisciplinary approaches for the development of novel biomaterials and devices in osteoarthritis treatment［J］. Acta Biomaterialia, 2023, 159:20-40.

［6］郭维淮，娄多峰.骨科生物力学基础［M］.郑州：河南科学技术出版社，1990.

［7］张长青.髋部外科学［M］.上海：上海科学技术出版社，2018.

主要参考文献

［8］敖强，柏树令. 组织工程学［M］. 北京：人民卫生出版社，2020.

［9］Zhang L, Wang Y, Liu X, et al. The role of microRNAs in osteoarthritis pathogenesis and their potential as diagnostic and therapeutic biomarkers［J］. Arthritis Research & Therapy, 2024, 26（1）:112.

［10］Chen S, Li X, Zhang H, et al. Precision medicine in osteoarthritis: current challenges and future directions［J］. Journal of Orthopaedic Translation, 2023, 36:23–33.

［11］Wang Z, Li Y, Zhang M, et al. Advanced biomaterials for osteoarthritis treatment: from basic research to clinical translation［J］. Acta Biomaterialia, 2022, 154:1–24.

［12］Liu Z, Zhang Y, Sun Y, et al. Recent advances in gene-based therapies for osteoarthritis［J］. Molecular Pharmaceutics, 2024, 21（3）:1017–1030.

［13］Zhao X, Li Y, Zhang X, et al. Application of artificial intelligence in the diagnosis and treatment of osteoarthritis: a review［J］. Computers in Biology and Medicine, 2023, 158:106698.